自律神経を整える「あきらめる」健康法

小林弘幸

角川oneテーマ21

はじめに〜すべてはあきらめることから始まる〜

ネガティブな感情は自律神経の大敵

私たちの心は、さまざまな悩みや心配があると、ついついネガティブな感情にとらわれてしまいがちです。

すると、気持ちが前に向きにくくなり、目の前の仕事や家事、育児に集中しにくくなってしまいます。

これはすべて、自律神経のバランスが乱れるためなのです。

実際、自律神経を測定した結果、落ち込んだり怒ったり、妬《ねた》んだり恨んだり、不安や恐れなどネガティブな感情を抱いたりすると、自律神経のバランスが大きく崩れることが数値としてはっきり計測されています。

自律神経のバランスが大きく崩れると、体も心も病気になりやすい環境になり、心と体にさまざまな不調があらわれてきます。

自律神経のバランスの乱れによって、血管は収縮し、血液はドロドロの状態になっていきます。すると、内臓の機能は低下し、ホルモンのバランスも崩れて、肌や髪もみずみずしさをどんどん失っていきます。

そして、この状態を長い間続けていると、私たちの心と体は一気に「病気」へと傾いていってしまうのです。

はっきりした原因もないのに、何となく調子が悪い。なにをやっても思ったようにうまくできない。でも、病院で診てもらうと「どこも悪くない」といわれてしまう。

検査データにはあらわれない病名のつかない病や、正体不明のスランプの原因は、実は自律神経の乱れにあるのです。

あきらめたとたんに自律神経のバランスは整う

あなたは今、なにか「こだわっていること」「心に引っかかっていること」はありませんか。

「本当はこんなはずじゃなかったのに」
「あのとき、ああしておけば、こんなことにならなかったのに」
「こんなに苦しいのはあの人のせいだ」
「別れた人のことを忘れられずにいる」
「つぎに失敗したら仕事を辞めなければならなくなる」

などなど、さまざまな悔いや口惜しさ、恨みや怒り、そして不安や恐れを抱いていると自律神経のバランスが乱れてしまいます。

実は、あなたの自律神経のバランスを大きく乱しているネガティブな感情は、あなたが何かを「あきらめていない」ために消えずにいるのです。

ほとんどの人が、「あきらめる」というと、物事を途中で投げ出してやめてしまうこと、つまり「ギブアップ」することだと思っています。

しかし、そうではありません。本書で詳しくふれますが、「あきらめる」というのは心のリセットであり、新しいステージへ上るための登竜門なのです。

また、「あきらめる」は「諦《あきら》める」ではなく、「明らめる」でもあります。

「明らめる」とは、物事を明らかにするということです。

物事を明らかにすれば、おのずと、どうすればいいかが見えてきます。あとは、前に向かって進んでいくだけです。

物事を明らかにして「あきらめる」と、心は落ち着き、自律神経のバランスが安定してくるのです。

反対に、何を捨てればいいのかを明らめずに、やみくもに「あきらめない」とがんばり続けていると、怒りや不安、緊張などが長い間続き、自律神経のバランスが乱れ、交感神経が過剰に優位な状態が続いてしまいます。

また、悔やんだり嘆いたり、悲しんだりして、心が暗く沈んだ状態が長く続いても自律神経のバランスは乱れてしまいます。その結果、体が病気になりやすい環境になり、心と体に不調が現れてくるのです。

やみくもに「あきらめないぞ」とがんばり続けていると自律神経のバランスが崩れてしまい、「あきらめる」と自律神経のバランスが整い、体が病気になりにくい環境になるということです。

つまり、世間ではいいことだと思われがちな「あきらめない」は、言葉を換えると、執着であり、切り替えられないことであり、ケジメがつかないことでもあるのです。

「あきらめる」ことは、けっして「ギブアップ」することではなく、「ここまでやったんだから、これ以上考えても仕方がない」と物事を「明らめ」、前に進む勇気を持つということなのです。

自律神経は脳と同じくらいに重要

私たちの体は脳がコントロールしていますが、脳が体のすべてをコントロールしているわけではありません。

たとえば、呼吸が止まってしまうと、人間は生きていくことができません。といっても、いちいち呼吸を意識しているわけではありませんが、眠っている間も呼吸は続いています。

眠っている間も呼吸が続いているのは、自律神経のおかげなのです。

また私たちは、外気が暑かったり寒かったりしても、生体の内部環境を一定に保つようなシステムを持っています。自律神経があるおかげで、自分で意識しなくても、外部環境の変化に対応できているのです。

血液循環、呼吸、消化吸収、排泄《はいせつ》、免疫、代謝、内分泌などは、すべて恒常性を維持するためのシステムで、そのすべてに自律神経が深くかかわっています。

自律神経は、私たちの生命活動を24時間365日休むことなく、縁の下で支えてくれている大切なシステムなのです。

生命活動の維持という点において、自律神経は私たちの体を支配している脳と同じくらい大きな役割を担っているのです。

ライフラインである血流をコントロールする自律神経

私たちの体は約60兆個の細胞の集合体です。その一つひとつの細胞がきちんと機能するためには、充分な栄養と酸素が必要です。

私たちはその栄養と酸素を食事と呼吸によって取り込み、腸と肺でそれを吸収し、血液の流れに乗せてそれぞれの細胞に運んでいます。

また、一つひとつの細胞の排泄物を体の外に送り出すルートとなっているのも、病原体などの異物が侵入してきたときやがん細胞ができたときに、それをやっつける免疫細胞を運んできてくれるのも、やはり血流です。

血流が悪くなると、細胞の機能が低下するうえ、免疫力も低下してしまうのです。

血流はまさしく、私たちのライフラインなのです。

体格によって多少の差はありますが、成人の血管はすべてつなぐと、その長さは何と約10万キロメートルにもおよぶといわれています。地球の直径が約1万2700キロメートルですから、とんでもない長さであることをおわかりいただけるでしょう。

その膨大な長さの血管すべてに沿って自律神経が走っていて、全身をめぐっている血管の動きをコントロールしているのです。

つまり、私たちのライフラインを自律神経がコントロールしているのです。

ここからも、自律神経のバランスがいいときがもっとも免疫力が高く、体にとっていい状態といえるのです。

働き盛りに副交感神経がガクッと下がってしまう

自律神経でもっとも大切なのは、交感神経と副交感神経のバランスですが、日々、たくさんのストレスの中で生きている私たちは、交感神経が優位になっています。

このバランスは、主に副交感神経が上下することでとられています。つまり、交感神経を過剰に優位にしないためには、ふだん下がり気味の副交感神経を上げてやるしかありません。

若い頃は、副交感神経の働きが高いため、新しい出会いや変化がもたらすストレスによって、一瞬、自律神経が乱れたとしても、すぐに副交感神経がリカバリーしてくれ、いちはやく自律神経の乱れが調整されます。

しかし、男性は30歳、女性は40歳を境として、副交感神経の働きがガクンと下がるため、ほうっておくと自律神経のバランスが乱れたまま、つまり、交感神経が高く副交感神経が低い状態になったまま、なかなかリカバリーされません。

交感神経が優位で、副交感神経が下がったままでいると、血管が収縮し、血流が悪くなり、筋肉に血液がいかなくなるので疲れやすくなり、また脳の血流も悪くなるので、決断力や判断力も鈍くなります。

年をとるほど、「あきらめる」ことがしにくくなったり、新しいものに出合ったり環境を変化させるのがどんどんおっくうになってくるのは、このためなのです。

「あきらめる」とその瞬間、自律神経のバランスが整ってくる

ところが、自律神経は自分の意思では動かせません。

でも、もし自分で自律神経をコントロールできたらどうでしょう。

これができたら、あなたの自律神経を乱しているさまざまなネガティブな感情を「あきらめる」ことができ、体も心も健康でいることができます。それどころか、ここ一番というときに集中して物事をうまく運ぶことだってできます。

実は、自律神経の研究をしてきたなかで、私は自律神経を自分の意思でコントロールする方法を見出《みいだ》しました。

自律神経を自分の意思で動かすことはできなくても、自分の意思で何かをすることで、

自律神経のバランスを整える方法があるのです。

この研究によって私は、たくさんの方たちの自律神経のバランスを改善し、よりパフォーマンスを高めるように指導しています。

「あきらめる勇気」を持つために

この本で、私は、「あきらめる」ことの大切さを、さまざまな事例を紹介しながら説明しています。また、「あきらめる勇気」を持つために、どのようなことをすればいいのか、どんな習慣を持てばいいのかをお教えしています。

ストレスのない人はいません。問題は、そのストレスに振り回されて自律神経のバランスを崩して、体と心の健康を損なってしまうか、それとも、ストレスの原因を「明らめ」て、自律神経のバランスを整え、体と心を健康な状態にするかどうかなのです。

本書で、「あきらめる」ことの本当の意味を知り、心身の健康を取り戻していただければ、著者としてこれ以上の喜びはありません。

目次

第3章 「あきらめる」と病気が逃げていく

第5章　「あきらめる」と人生は楽になる　119

第6章　「あきらめる」と人間関係はたちまちうまくいく　149

第7章 「あきらめる勇気」を持つための習慣 169

第1章　健康を招く「あきらめる」という生き方

「あきらめる」のは自分に負けること？

人生はネバーギブアップ！

仕事もスポーツも、恋愛や結婚も、けっしてあきらめないことが大切で、「あきらめる」ことは自分に負けること。よくこう言われています。

私自身、自律神経の研究をはじめるまでは、「あきらめる」ことは敗北で、「あきらめない」でがんばることが美徳だと考えていました。

しかし、自律神経の働きを研究していくなかで、「あきらめない」でがんばろうとすればするほど、心と体は「あきらめる」方向に進んで行くということがわかってきたのです。

あきらめたら、そこでおしまい。だから自分は絶対にあきらめない。いくらそう思っても、簡単には腹はすわりません。

あきらめないように一生懸命がんばっても、

「こんなにがんばっているのに、何で結果が出ないいんだ？」

「これでいいんだろうか？」

「ほかにもやり方があるのではないか？」

などと考えて、なかなか集中できません。

すると、「あきらめない」ことがストレスになって、だんだん心が乱れてきて、しまいには、

「何でこんなことにしがみついているんだ？」

と、心がバックギアに入ってしまい、ついにはギブアップしてしまう。

ほとんどの人が、こんな経験をしているのではないでしょうか。

本当にあきらめない人の強さとは

みなさんもご存じかと思いますが、還暦を過ぎてなおスーパースターとして活躍を続けていらっしゃる矢沢永吉さんは、かつて信頼していた人間に横領されて、何十億円という莫大《ばくだい》な負債を背負ってしまったことがありました。

ふつうなら立ち直れないほどの借金です。裏切られたショックと恨みつらみで、さぞかしはらわたが煮えくり返ったことでしょう。

「あいつのせいで、自分はこんな目に遭っている」

そう思うと、ますますネガティブな感情がストレスになり、怒りを抑えることができなくなってしまうものです。ふつうなら、恨みや憎しみに振り回されて、心を怒りでいっぱいにしてしまうでしょう。

恨みや憎しみに振り回されていれば、一歩も前には進めません。

しかし、矢沢さんは十数年かけて、そのすべてをみごとに完済されたのです。

「自分でチェックしていれば横領もされなかったのだから、悪いのは自分で、あいつのせいではない」

こう考えたとたん、パッと道が開けて、すべての責任を自分で負い、愚痴も文句もいっさい口にすることもなく、自分にできること、つまり、ひたすらステージに立ち続けることに集中して数十億円という借金を完済してしまったのです。

「あきらめる勇気」を持つことで得られるもの

みなさんは、矢沢さんはあきらめなかったからこれができたと思いますか？

私は、矢沢さんが「誰かのせいで自分はこんな目に遭っている」という考えを「あきらめる」ことができたからこそ、真の「あきらめない勇気」を持てたのだと思います。

本当は、「あきらめる」ことで真の「あきらめない勇気」を持てるのです。

自律神経は精神状態に大きく影響しています。

第２章以降でくわしく説明しますが、恨みや憎しみを抱くと自律神経のバランスが乱れてさまざまな心や体の不調となって現れます。

私たちは、さまざまな悩みや心配があると、ついついネガティブな感情に心を奪われてしまいがちです。

悩みや心配のストレスによって心が混乱していて、「くやしい」「つらい」「困った」といったネガティブな感情で心がいっぱいになってしまいます。

そのため、よくよく冷静に考えれば些細《ささい》なことなのに、すっかりネガティブな感情に心を奪われて、深く悩んだりしていることがよくあります。

でも、そういうときこそ「あきらめる勇気」が必要なのです。

もし、矢沢さんが「悪いのはあいつのせいで、自分は悪くない」と、「誰かのせいで自分は失敗してしまった」という気持ちを抱き続けていたら、恨みつらみに心を奪われて自律神経のバランスが乱れ、心が落ち込んだり、頭痛や動悸《どうき》などの症状に苦しみ続けたことでしょう。

心と体がそんな状態では、とてもここまでやり通すことはできなかったと思います。

それほど、自律神経の乱れは、心と体に大きく影響するのです。

医学的に説明された「ネガティブな感情は自律神経のバランスを崩す」

これまでも自律神経が心と体に影響することはわかっていましたが、その医学的な説明はできていませんでした。

しかし、私たち自律神経研究チームによって自律神経を測定する機械が開発検証され、今では自律神経を測定することが可能となっています。

これによってさまざまなことがわかってきましたが、なかでも驚かされるのは、私たちが抱く感情が自律神経に大きく関係していることが数値となって現れたことでした。

私たちは日々の暮らしの中で、喜び、怒り、哀しみ、楽しさなど、さまざまな感情を抱いています。

そのなかで、「ジェラシーや怒り、あるいは妬《ねた》みやそねみ、憎しみなど、ネガティブな感情を抱くと、自律神経のバランスをもっとも大きく乱す」ことが、数値としてはっきり計測されたのです。

人が、嫉妬《しっと》の炎に燃えているとき、怒りや愚痴など、ネガティブな言葉を吐いているとき、その人の自律神経は一気に乱れ、血管は収縮し、血液はどんどん、どろどろの状態になっていきます。

すると、内臓の機能は低下し、ホルモンのバランスも崩れて、肌や髪もみずみずしさをどんどん失っていきます。

つまり、嫉妬やネガティブな感情を抱くと、自律神経のバランスが大きく崩れ、心と体にさまざまな不調が現れて、その人が持っているポテンシャルを引き出すことができなくなる。それどころか、いつもなら難なくできているパフォーマンスもできにくくなってしまうのです。

この状態を長い間続けていると、私たちの心と体は一気に「病気」へと傾いていってしまいます。

自律神経の測定が可能になったことで、このことが医学的にも説明されたのです。

誰かのせいにしているかぎり「あきらめる」ことはできない

いま、自分を苦しめていることを誰かのせいにすると、人は誰かを恨んだり、怒ったり、憎しんだりすることをなかなか「あきらめる」ことができません。

苦しみを自分ひとりで背負うことから逃げて、苦しみの原因を誰かのせいにしたほうが楽だと思っているからです。でも、自分の苦しみを誰かのせいにしているかぎり、自律神経のバランスが乱れて、どんどん泥沼にはまっていくのです。

しかし、自分をどんどん落ち込ませて、自律神経のバランスを大きく崩してしまうネガティブな感情を呼び起こすような考えにふけるのを「あきらめ」れば、矢沢さんのように心はスッと落ち着いて、無駄な考えに引きずられることはなくなり、前に進むことができるのです。

自分の苦しみを誰かのせいにしないで、自分のせいでこうなったのだと明らかにしたとたんに、パッとネガティブな感情は吹っ切れるのです。

「失敗を引きずるな」と口で言うことは簡単です。しかし、いくら失敗を引きずるなと言われても、自律神経の乱れを整えないかぎり引きずることを「あきらめる」ことはしにくいのです。

自律神経をハイレベルで安定させることがいかに大切かということです。本書では、「あきらめる勇気」を持つことを通じて、自律神経をハイレベルで安定させる方法をさまざまな側面から考えていきます。

ギブアップすることが「あきらめ」ではない

ほとんどの人が、「あきらめる」というと、物事を途中で投げ出してやめてしまうこと、つまり「ギブアップ」することだと思っています。

「あきらめる」は、漢字だと「諦《あきら》める」と書きますが、この「諦める」は、「明らむ」を語源としています。「明らむ」とは物事を明らかにする意です。つまり、「諦める」というのは本来、物事の道理をしっかり理解し、原因と結果をはっきりさせるという意味なのです。こだわりや執着を捨てる（諦める）ということでもあります。

国語的にも「あきらめる」はギブアップではないのです。

繰り返しになりますが、私たちはさまざまな悩みや心配があると、ついついネガティブな感情に心を奪われてしまいがちです。

悩みや心配のストレスによって心が混乱していて、「困った」「つらい」「くやしい」といったネガティブな感情で心がいっぱいになってしまいます。

どんな世界にあっても、ストレスのない人はいないのです。問題は、そのストレスに振り回されて、体と心の健康を損なってしまうか、それとも、ストレスの原因を明らめて、体と心を健康な状態にするかどうかなのです。

「あきらめる」と置かれた場所でみごとに咲ける

私たちは、「もっとお金がほしい」とか「もっと評価されたい」とか「もっといい恋愛をしたい」とか、さまざまな欲を持って生きています。

そして、自分の欲がかなえられないことがストレスになって、イライラしたり、怒ったり、悲しんだり、ふさぎ込んだりして自律神経のバランスを乱しています。

たとえば、今の仕事に不満があると、「もっとほかの仕事をしたほうがいいのでは」「今の仕事をやめて、ほかの仕事をはじめればもっとお金が儲《もう》かるし、異性にもモテる」などと考えて、今やっている目の前の仕事に集中しなくなります。

つまり、いろいろな選択肢があると、心は迷いに迷ってフラフラしてしまい、自律神経のバランスを乱してしまうのです。

よく、置かれた場所で咲きなさいと言いますが、置かれた場所で咲くためには、ほかの選択肢を「あきらめる勇気」を持たなければなりません。

そこができていなければ、あれもこれもと迷いがはじまって負のスパイラルにはまってしまいます。

「あきらめる勇気」でノーベル賞を受賞した山中伸弥教授

ｉＰＳ細胞でノーベル医学生理学賞を受賞された山中伸弥《しんや》教授は、ｉＰＳ細胞の研究をはじめる前、臨床の現場にいらっしゃいました。

山中教授はもちろんすばらしい才能に恵まれた方だと思いますが、手術が苦手だったそうです。そこで、臨床医をあきらめて基礎研究に移られたのです。

同じ医師の立場から見ると、臨床現場をあきらめて基礎研究に移るというのはものすごい勇気だと思わずにはいられません。

臨床医とくらべると、基礎研究は収入が少なく、研究費の獲得もままなりません。もしかしたら食べていくことさえむずかしくなるかもしれないほどのリスクを背負うのです。もちろん、現在は基礎研究の環境もかなり改善されてきてはいると思いますが、当時はほんとうに大変な環境だったはずです。

しかし、山中教授はそのリスクを背負うことを覚悟の上で、臨床医をあきらめました。損得抜きで基礎研究に移る決断を下して、自分にはここしかないという場所、そして、ここならいきいきと輝けるという場所を選んだのです。

臨床医をあきらめたからこそ、基礎研究の場であきらめずに研究を続け、あのようにすばらしい大輪の花を咲かせられたのだと私は思っています。

「あきらめる勇気」を持つと前を向く力が出てくる

涙が出そうになると、心がたかぶって冷静に考えることができなくなる。誰しもがこんな経験をしたことがあるでしょう。

人生には泣き出したくなるようなことがたくさんあります。

そんなとき、気分にまかせてしまう人は、感情に流されて、その場で泣きはじめて、自分はなんて不幸なんだと落ち込んでしまいます。

そのうち、ずっとこのままつらい毎日が続くと考えて、「このつらさはいつまでも続き、ますますひどくなるばかりだ」などと、自分を追い込んでいってしまうのです。

恨みや怒りを自分の意思で黙らせないと、絶望が襲ってきます。

絶望はおそろしいもので、絶えず悪化して、どんどん視野を狭めていってしまいます。冷静になれば、本当は希望をつなぐ現実的な対応策はいくつも考えられるのに、どこにも希望はないと確信させてしまいます。

ついには選択肢がひとつしかなくなって、この苦しみから逃げ出すためには自分の命を止めるしかないと考えてしまうのです。

本当の「あきらめる勇気」を持っている人は、物事の深刻さに目を覆われてへたり込むのではなく、どこかに突破口がきっとあると確信して行動します。

あきらめたからこそ湧いてくる生きる勇気

私には、落ち込んだり悩んだりしたときに、いつも声を聞く人がいます。

私の大学の後輩にあたる医師で、現在、千葉県で精神医学とスポーツ心理学の研究をしています。彼の声を聞くと、心が落ち着くのです。

ラガーマンだった彼は、医学部6年生のとき、学生生活最後の大きな大会で、試合中に頸椎《けいつい》骨折により重度の脊髄《せきずい》損傷を負ってしまい、首から下がまったく動かず、車椅子での生活を余儀なくされました。

翌年の3月には国家試験を受けて、受かれば4月から医師として働くというタイミングでの事故でした。目標だった医師になる一歩手前というときだったのです。

長期入院生活を送るなか、おそらく医師への道をあきらめかけたこともあったに違いありません。同級生たちが、つぎつぎに医師として働きはじめていくのを見ながら、「どうして自分だけが」と、胸を裂かれるような思いにとらわれていたと思います。

私にも、医学部6年生のときに、ラグビーで足を怪我して入院した経験があります。I

CU（集中治療室）に2週間ほど入りましたが、そのとき「もしかしたら一生ギプスになるかもしれない」と言われ、「どうして自分はこんなについていないのだろう」と絶望的な気持ちになりました。

それだけに、彼の気持ちがよくわかるのです。彼のつらさたるや、想像を絶するほどだったでしょう。それでも、彼は医師になりました。どん底で自分を見つめなおして、這《は》い上がってきたのです。

彼は自分の意思では立ち上がることも、歩くことも、食事をとることもできません。奥様が付き添って介助されています。

しかし、彼には気負ったところがまったくありません。いつも淡々と「自分のすべきこと」をしています。

けっして愚痴や悪口を言わず、「これだけがんばったのになんで結果が出ないんだ」とか、「これだけ我慢したのに、どうしてうまくいかないんだ」とか、自分からマイナスになるようなことはけっして口にしません。

あるとき、私はどうして彼があきらめずにがんばってこられたのかを聞きました。そのときの彼の言葉が忘れられません。

「乗り越えるもなにも、僕にはそれしか選択肢がありませんでしたから」

彼はこう言ったのです。

そこにいたるまで、彼の脳裏にはさまざまな選択肢が浮かんでいたことでしょう。その中には、自分の命を自分で絶つという選択肢もあったかもしれません。

それに、「あのときこうしておけばよかった」とか「こうしておけば、こんなことにはならなかった」とか、たくさんの後悔もあったと思います。

しかし、とことん自分を突き詰めていったとき、彼は後悔することを「あきらめ」、ほかの選択肢を「あきらめ」たのです。

後悔しても、あれこれ悩んでも、何もはじまらないことを「明らめ」、自分にはこれしかないということを「明らめ」たのです。悩むことを「あきらめ」たとき、彼は真に「あきらめない勇気」を持てた。私はそう思っています。

「あきらめる」と精神的な安定を得られる

真の「あきらめない勇気」を持っている人というのは、何が起きたのか、もう取り返しがつかないことはどれかを明らかにして、くよくよ考えても仕方がないことを無駄なことだときれいさっぱりあきらめて、そこから未来へ向かって歩き出すことができる人のことです。

なってしまったことはそれとして受け入れ、なってしまったことに焦って、挽回《ばんかい》しようとジタバタしないことです。

自律神経の乱れは相手の自律神経も乱してしまいます。怒りっぽい人を前にすると、こちらの自律神経のバランスも乱れて、交感神経が高くなって不機嫌な気持ちにさせられます。

しかし、彼は悩むことをあきらめることで、自律神経のバランスが安定しているのです。「あきらめる」ことで、自律神経の乱れを解消し、精神的な安定を獲得することができたのです。

私が彼の声を聞くと落ち着くのは、彼の自律神経のバランスがとても安定しているからなのです。

「あきらめる勇気」があればがんにも立ち向かえる

がんの患者さんのなかには、病気そのものより、がんになってしまったストレスから自律神経のバランスを乱し、がんにのまれてしまうケースがあります。

それまでの過去を振り返り、

「あのとき、あんな生活をしていたから、こんなことになったのだ」

「あのとき、こうしておけば、こんなことにはならずにすんだのに」

と悔やむのです。

後悔すればするほど、自律神経のバランスは乱れていきます。すると、心が落ち込み、もともと体が持っている免疫力までもが落ちていきます。

でももう、がんになってしまったのですから、クヨクヨと後悔してもどうしようもありません。

がんと闘うためには、自律神経のバランスを安定させて免疫力を少しでも上げることが大切です。

そのためには、なってしまったことをクヨクヨと後悔しないこと。クヨクヨと悩むことを捨ててしまうことです。つまり、自分のなかで、クヨクヨと後悔することを「あきらめる」ことです。

そして、生きることを「あきらめない」ことに集中することです。

人はふだん、無意識に動いている

ためしに、瞑想《めいそう》をするつもりであぐらをかき、目を閉じて頭のなかに浮かんでくるものを意識して見つめてください。

やってみるとすぐにわかりますが、驚くほどさまざまなことが頭に浮かんできてあきれてしまうはずです。

仕事のこと、異性のこと、どこかに旅したときに見た光景、それに「今日の夕食は何をたべようか」といったことまで脳裏をかすめます。それも、ひとつのことを考えたら、すぐにまったく違うことが頭に浮かんできて、それこそ秒刻みにころころといろいろな考えがよぎってきます。

おまけに、つぎからつぎへといろいろな考えが浮かんできて、さっき考えていたことなどまったく覚えていません。

こんなふうに、頭のなかだけで考えようとしても、脳は自分が考えていたことを記憶していないのです。

ためしに、今いる場所で目を閉じてみてください。そして、そこに黄色のものがあったかどうか思い出してみてください。これが意外とうまくいきません。今いる場所の様子を何とか思い描いても、はたして黄色いものがあったかどうか覚えていないことが多いのです。

つぎに、目を開けて、今いる場所を見回してみます。そのとき、あなたは黄色いものに意識を向けているはずです。そして、はじめて黄色い花瓶がそこにあったことに気がつくのです。

つまり、私たちは意識して目で見ないと、自分のまわりに何があるのかもわからない状態にあるということです。ましてや、頭のなかであれこれ考えていることなど、まったく見えていません。こんなふうに、私たちは日常のなかでそれほど無意識に動いているということです。

頭のなかにあるものを書き出して、はじめて心のなかが見えてくる

見えていなければ整理のつけようがありません。でも、頭のなかにあるものを書き出せば、目でしっかりと見ることができます。

私は講演でストレスについて話をするとき、「今、ストレスを抱えていると思ったら、何がストレスなのか10個リストアップして書き出してみましょう」と言っています。


「職場の人間関係がうまくいかない」

「夫（妻）が自分の気持ちをわかってくれない」

「親子関係がギクシャクしている」

「仕事で、プレゼンがうまくいかなかった」

「心がスッキリせずに、気持ちが前を向かない」

「体調が悪く、大きな病気にかかっているのではないかと不安」

などなど、自分で思い当たることをまず10個書き出してみます。


そして、ストレスの大きさを「小さい」「中くらい」「大きい」「とても大きい」という

ふうに４つのランクに分けて表にします。

ここで上げたなかで「とても大きい」に入るのは、やはり「体調が悪く、大きな病気にかかっているのではないかと不安」というストレスでしょう。

こうやってランクづけした表を書き出して目で見てみると、たとえば「職場の人間関係がうまくいかない」とか「夫（妻）が自分の気持ちをわかってくれない」とか「親子関係がギクシャクしている」とか、「小さい」「中くらい」にランクづけされたストレスが、「とても大きい」にくらべるとたいしたことではないことがわかってきます。

その瞬間、「小さい」「中くらい」にランクづけされたストレスは消えてしまいます。

その程度のストレスでいちいちムシャクシャするのはばからしいことが明らかになったので、もう気にならなくなるのです。

つぎに、「大きい」にランクづけしたストレスと、「とても大きい」にランクづけしたストレスを見つめます。

すると、「大きい」にランクづけした「仕事で、プレゼンがうまくいかなかった」「心がスッキリせずに、気持ちが前を向かない」といったストレスが、「体調が悪く、大きな病気にかかっているのではないかと不安」という「とても大きいストレス」にくらべると、実はたいしたことではないことが明らかになってきます。

ストレスをこうやって、明らめていくと、結局、「とても大きいストレス」しか残りません。これがわかるだけで、もう悩みの大半は解決しています。

「あきらめの境地」の本当の意味とは

自分の心の負担になっているストレスがはっきりと明らかになれば、あとは、そのストレスを解消するためにはどうすればいいのかを考えればいいわけです。

たとえば、そのストレスを解消するための対応策を４つ書き出せたとしましょう。そのひとつひとつに、「うまくいったとき」と「うまくいかなかったとき」にどうなるかを書き出します。

かりに「うまくいかなかったとき」には、それがダメだったらつぎはこうしてみようと対応策をさらに考えます。最終的に、「うまくいかなかったとき」の想定対応策が４段階くらいまで進んだら、「これでもうまくいかなかったら、もう仕方がない」ことが明らかになってきます。

つまり、そこまでやったら「もう仕方がない」とあきらめるのです。このときのあきらめは「ギブアップ」ではありません。

これ以上、あれこれ考えてもどうしようもない。だったら、もう考えずに次のステップに向かおうという、前へ進むための「あきらめ」です。

ところが、ここまで自分の悩みを突き詰めて明らかにしないと、悩みにシロクロがつかずグレーになったままです。これでは悩みは深まるばかりです。

何に悩んでいるかがはっきりと明らかになっていないために、頭のなかで、ああでもない、こうでもないと、いつまでもグズグズと考えて、心がどんよりと曇ったままになってしまうのです。

しかし、物事を明らめていけば、すべての物事は解決します。

パッと心が晴れて視界もよくなり、つぎのステップへと踏み出すことができます。文字どおり、頭のなかがクリアになるのです。

これが、「あきらめの境地」といわれている本当の意味なのです。

禅宗ではこのことを「莫妄想《まくもうぞう》」、つまり、妄想を消しなさいと言っています。

私たちは自分で気をつけていないと、つぎからつぎへと妄想が湧き上がってきて、ひとつの妄想がまたつぎの妄想を生み、芋づる式に悩みを深めてしまう。だから、自分の頭のなかに湧いて出てくる思いは、単なる妄想だということを「明らめ」て、妄想をかたっぱしから消していくと、物事がどうなっているのかが見えてくるというのです。

こんなふうに、「あきらめる」ということは、感情や妄想に振り回されることなく、今の自分がどうなっているのかを冷静に見つめて、苦しんだり悩んだりしている原因を明らかにしていくことなのです。

あきらめられないからストレスになる

たとえば、タバコをやめたくてもやめられない人は、なかなかタバコを吸うことを諦められません。そして、タバコを吸うのをやめられない自分にストレスを感じてしまいます。

でも、タバコが自分の健康をどれほど害するものかを「あきらめる」、つまり明らかにすれば、タバコをやめようと思います。

タバコを吸うのを「諦めよう」と思えば思うほどつらくなり、タバコを吸う害を「明らめよう」とすればスッとやめられるのです。

あきらめないからストレスになるわけで、実は、あきらめたとたん「なんで、あんなことに執着していたんだろう」とストレスは消えてしまうのです。

あるいは、仕事でも人間関係でも、「どうしてもこれだけは譲れない」ということがあると、「絶対に諦めないぞ」「ネバーギブアップ！」とばかりに血相を変えて、「譲れない」ものにしがみつこうとしがちです。

でも、意地になってしがみつけばしがみつくほど、物事は悪い方向へと進んでいくものです。

焦れば焦るほど気持ちに余裕がなくなり、ますます苦しくなってしまいます。そんなとき、私たちは自分の思い込みにがんじがらめになっていて、物事が見えていません。

こだわりが心と体の不調を生む

私たちはいつも何かに執着して生きています。

「これだけは譲れない」とか、「こうでなければいけない」とか、それぞれにこだわりを持って執着しています。それが人間です。

自律神経の研究をはじめる前の私もそうでした。

当時、私の「譲れないもの」「こうでなければいけないもの」は、どんなに仕事が忙しくて疲れていても、絶対に休まないということでした。

順天堂大学大学院医学研究科に進んだのち、私はイギリスに渡り、ロンドン大学付属英国王立小児病院外科、トリニティ大学附属小児研究センター、アイルランド国立小児病院外科に勤務しました。

帰国して順天堂大学に勤務したのですが、30歳を超えたころから、自分の体力の衰えを感じはじめました。

それまでは、忙しくて多少睡眠不足になっても、翌日には平気で働けたのですが、30代になると、前日の睡眠不足が翌日に影響するようになったのです。

頭痛や不整脈に悩まされることも多く、年中風邪をひいていて、なかなか疲れがとれず、精神的にも短気でつねにイライラしていました。

その当時は、体調が悪いのは単なる疲れが原因だと思っていました。

30歳をすぎたとき、サザエさん症候群に

そんなある日、日曜日の夕方、テレビから流れてきた『サザエさん』のテーマ曲を聴きながら、何ともいえない暗い気持ちになっている自分に気がついたのです。

日曜日の夕方から深夜にかけて、翌日からまた仕事に行かなければならないと思ったときに、心身にさまざまな不調が生じる症状のことを、「サザエさん症候群」といいますが、まさか自分がそうなっていたとはまるで思っていませんでした。

たしかに仕事は多忙をきわめ、患者さんの生死を預かって手術をするストレスも大きなものでした。

とはいえ、仕事が嫌いだったわけではないのです。それどころか仕事大好き人間でした。どんなに体調が悪くても、朝7時には病院に入り、深夜0時過ぎまで仕事をしていることもざら。医師になってからは、まとまった休みをとることもなく、夏休みも何もありませんでした。それに、私用で休みをとったことも一度としてありません。

家族からあきれられるほど仕事が好きだったのです。そんな私が、日曜日の夕方、「明

日は仕事だ」と思うと気持ちが暗くなってしまったのでした。ショックでした。

このとき、単なる肉体疲労だと思っていた自分の体調不良が、「疲れ」ではすまなくなってきていることを自覚したのです。

当時は、なぜそんな気持ちになるのかわかりませんでしたが、いまはよくわかります。当時、私に現れていた症状は、肉体的なものも精神的なものも、すべて自律神経のバランスの乱れからきていたということがわかっているからです。

心身の不調はすべて自律神経のバランスの乱れが原因

目の前の仕事にやりがいがあり、なおかつその仕事が好きだと、人はついつい仕事を優先して自分の体のことを後回しにしてしまいます。そして、人の何倍も自分の心身を削ってしまうのです。そのツケが、自律神経のバランスの乱れとなってさまざまな症状をつくってしまうのです。

体を大切にするというのは、体を休めるということではありません。体が本来持っている機能を充分に働かせることができる状態に整えるということです。

休むことは、そのための方法のひとつでしかありません。大切なのは、どのように休むのがいいのか、どのように動くのがいいのか、ということです。

この「どのように」の指標になるのが、自律神経のバランス、つまり交感神経と副交感神経のバランスなのです。この2つの自律神経のバランスが、私たちの体や心に大きく影響しているのです。そして、「あきらめたとき」、自律神経はどう働き出すのでしょうか？

自律神経についてはつぎの章でくわしく説明しましょう。

第2章　「あきらめる」と自律神経が働き出す

神経は私たちの脳と体をつなぐ情報の道

自律神経について知らない医師はいません。

しかし、自律神経が私たちの健康維持や能力の発揮にどれほど大きな役割を果たしているのか、正しく知っている医師はほとんどいないといわざるをえません。

私自身、自律神経の研究をはじめるまでは、その重要性についてあまり理解していませんでした。

まず、神経とは何かから説明しましょう。

たとえば、指先が熱いやかんについ触れてしまったとき、私たちは瞬間的にやかんから手を離しますが、このとき、指先に熱いものが触れたという指先の感覚情報は、神経を通じて脳に行き、それを脳が認識します。

この情報から「このままでは指先が危険」と脳が判断すると、「指先をやかんから離しなさい」という指令が、体に送られます。この指令によって、筋肉が動き、指先がやかんから離れるのです。

このように、神経が「情報の道」として働くことで、脳と体のコミュニケーションが上手に行われています。

神経は、大きく「中枢神経」と「末梢《まつしょう》神経」の2つに分かれます。

中枢神経というのは、脳そのものと、それにつながって腰まで伸びる神経の束である脊《せき》髄《ずい》の総称です。中枢神経はとても重要な神経なので、脳は頭蓋骨《ずがいこつ》、脊髄は背骨に守られています。

この中枢神経から体のすみずみまではりめぐらされた細い神経が末梢神経です。全身にめぐらされた神経網です。

末梢神経は「体性神経」と「自律神経」に分かれます。

熱いやかんに指先が触れたとき、指先をやけどから守ってくれるのが体性神経で、これは、痛い、熱いなどの全身の感覚を脳に伝える「知覚神経」と、手足などの筋肉を動かすときに脳からの指令を伝える「運動神経」の2つに分かれます。

自律神経は血管、心臓や肺、腸などの内臓に伸びていて、「交感神経」と「副交感神経」の2つに分かれます。

体性神経は知覚や運動にかかわる神経なので、その働きを意識することができますが、自律神経は無意識のうちに働く内臓や血管にかかわる神経なので、意識的に動かすことはできません。

心臓や腸といった内臓も、ましてや血管も、いくら私たちが意識的に動かそうとしても自分ではコントロールすることはできません。

自律神経は脳と同じくらいに重要

私たちの体は脳がコントロールしていますが、脳が体のすべてをコントロールしているわけではありません。

生命活動の維持という点において、自律神経は脳と同じくらい大きな役割を担っているのです。自律神経は私たちの体を支配している脳と同じくらい大切なものなのです。

たとえば、呼吸が止まってしまうと、人間は生きていくことができません。といっても、いちいち呼吸を意識しているわけではありません。

眠っている間も呼吸は続いています。眠っている間も呼吸が続いているのは、自律神経のおかげなのです。

また私たちは、外気が暑かったり寒かったりしても、生体の内部環境を一定に保つようなシステムを持っていて、私たちの体温は、気温に関係なく、私たちの体が活動するために最適な約36度に保たれています。

暑いところに行くと、外気の影響で体温は上がろうとしますが、汗をかくことで体温の上昇を防いでいます。反対に、寒いところに行くと、鳥肌が立ったり、震えたりすることで、体温が下がるのを防いでいるのです。

このように、外部環境が変化しても体内の内部環境を一定に保つことを恒常性と呼んでいます。

これらはすべて自律神経の働きによるものです。自律神経があるおかげで、自分で意識しなくても、外部環境の変化に対応できているのです。

血液循環、呼吸、消化吸収、排泄《はいせつ》、免疫、代謝、内分泌などは、すべて恒常性を維持するためのシステムで、そのすべてに自律神経が深くかかわっています。

自律神経は、私たちの生命活動を24時間365日休むことなく、縁の下で支えてくれている大切なシステムなのです。

自律神経は体のライフライン（血流）を支配している

私たちの体は約60兆個の細胞の集合体です。その一つひとつの細胞がきちんと機能するためには、充分な栄養と酸素が必要です。

私たちはその栄養と酸素を食事と呼吸によって取り込み、腸と肺でそれを吸収し、血液の流れに乗せてそれぞれの細胞に運んでいます。

たとえば、横になった状態から急に立ち上がると立ちくらみが起きることがありますが、これは頭が急に高い位置に上がったために、血圧が低下し、脳に行く血液が減ってしまうことが原因です。

このとき、血液は重力の影響で足のほうにたまっているのですが、血管の圧力が低下していることを自律神経が知覚すると、瞬時に血管が収縮し、足にたまった血液を心臓に戻し、脳に行く血液を増やしてくれるのです。

姿勢が変化しても大事な脳に送られる血液が途絶えないために、自律神経が脳に情報を送っているのです。

また、一つひとつの細胞の排泄物を体の外に送り出すルートとなっているのも、病原体などの異物が侵入してきたときやがん細胞ができたときに、それをやっつける免疫細胞を運んできてくれるのも、やはり血流です。

血流が悪くなると、細胞の機能が低下するうえ、免疫力も低下してしまうのです。

体格によって多少の差はありますが、成人の血管はすべてつなぐと、その長さは何と約10万キロメートルにもおよぶといわれています。これは、地球の赤道を2周半もする長さです。

その膨大な長さの血管すべてに沿って自律神経が走っていて、全身をめぐっている血管の動きをコントロールしているのです。

交感神経と副交感神経のバランスについて知る

自律神経は内臓や血管の機能をコントロールする神経で、交感神経が体を支配すると、体はアクティブな状態になり、副交感神経が支配すると、体はリラックスした状態になります。

交感神経と副交感神経のバランスには日内変動があり、朝から日中にかけては交感神経が優位に働き、夕方から夜にかけては副交感神経が優位に働くというリズムがあります。

そのため、この2つの神経の働きは一方が高くなると、もう片方は低くなるシーソーのような関係にあるといわれることが多いのですが、実は、これは正しい表現ではありません。

なぜなら、自律神経を計測すると、実際にはつぎの4つのパターンがあるからです。

①交感神経も副交感神経も高い
②交感神経が高く、副交感神経が極端に低い
③交感神経が低く、副交感神経が極端に高い
④交感神経も副交感神経も低い

このなかで、もっとも心身の状態がよく、ふだんの力が発揮できるのは、交感神経と副交感神経の両方がともに高いとき、つまり①です。

反対に、もっともパフォーマンスが出ないのが④、つまり交感神経も副交感神経も低いときです。

交感神経と副交感神経の理想のバランスは1対1です。どんなに差があっても1対1・

５までです。バランスにそれ以上の差がついてしまうと、体にはさまざまな弊害が現れます。

心身に病的な状態が現れている人の自律神経を測ると、まず間違いなく②か③です。とくに交感神経が高く、副交感神経が極端に低い②のとき、人は病気になりやすくなっています。

この状態が持続すると、体のあちこちに不調が現れ、病気になってしまうのです。反対に副交感神経が極端に高くて、交感神経が低い場合は、うつ病の傾向にあるといえます。

クルマにたとえると、交感神経がアクセルで、副交感神経がブレーキです。アクセルもブレーキも利きがよければ、クルマは最高のパフォーマンスを発揮します。これが①です。反対に、どちらも利きが悪ければ、危なっかしくてクルマを運転するどころではなくなります。これが④だということはもうおわかりでしょう。

また、アクセルかブレーキのどちらかが利きすぎても、クルマはスムーズに走れません。これが②③の状態です。

自律神経のバランスが崩れると血流が悪くなる

交感神経は血管を収縮させ、副交感神経は血管を弛緩《しかん》させます。

自律神経のバランスが良い状態では、交感神経が血管を収縮させ、副交感神経が血管を弛緩させるということがバランスよく交互に起きます。そのため、収縮と弛緩がリズミカルに繰り返され、血流がスムーズになるのです。

バランスのいい範囲内であれば、交感神経が優位になると血圧が上がり、血流が速くなります。同様に、副交感神経が優位になると、血管は弛緩して広がるので血流が多くなります。どちらも血流がよくなるといえます。

ところが、ストレスなどで自律神経のバランスが崩れ、どちらかの優位性が過剰になってしまうと血流は悪くなってしまいます。

交感神経が過剰に優位になると、血管の収縮が進みすぎて体に充分な量の血液がめぐらなくなってしまいます。

これをホースでたとえると、水が流れているホースを指でぎゅっと押さえたような状態で、水圧が高くなるため水流は速くなりますが、ホースが細くなってしまうため流れる水の量は少なくなってしまいます。逆に、副交感神経が過剰に優位になると、血管が弛緩しすぎて血液の流れが滞ってしまいます。

交感神経が過剰に優位でも、副交感神経が過剰に優位でも、結果的には血行が悪くなりますが、どちらがより体に悪いかというと、交感神経が過剰に優位になったときです。

交感神経が過剰に優位になると、血管の内皮細胞を傷めてしまいます。

血管が収縮するということは血管が細くなることだとお話ししましたが、その細くなった血管の中を赤血球や白血球、血小板などがすごい勢いで流れていくとき、血管の内壁を構成している血管内皮細胞を傷つけ、その傷に血小板や赤血球が引っかかり血栓という塊になるのです。

よく高血圧になると血管がボロボロになるといいますが、これは血管の内壁が傷つく様子を表しています。

血管系のトラブルによって深刻な結果を招く脳梗塞《こうそく》や心筋梗塞は、「血栓」という塊が血管のなかにできることが原因で起きる病気ですが、自律神経のバランスが崩れた状態でいると、血栓ができやすい体の状態をつくり出してしまうことになるのです。

つまり自律神経は、体のライフラインである「血流」を支配することで、私たちの体を構成する約60兆個の細胞すべてを無意識のうちにコントロールしているのです。

一般的に、自律神経は「内臓諸臓器の機能を調節する末梢神経」といわれていますが、その本当の力は、けっしてそんなものではなかったのです。

血流が悪くなると「血液の質」そのものが低下する

末梢血管が少々詰まっても、大きな血管が無事なら大きなダメージにならないのではないかと考える人もいるかもしれませんが、大きな間違いです。

大きな血管を構成している細胞に栄養を供給しているのは毛細血管だからです。毛細血管の血流が悪くなれば、大きな血管の細胞に栄養を供給できません。

血管はホースのような構造をしていて、その中はつねに血液で満たされています。しかし、どれほど多くの血液が血管の内部を流れていても、血管内皮細胞はそこから血液を吸収することはできません。血管の細胞に血液を供給する毛細血管からしか血液を受け取れないのです。

ですから、太い血管が弾力のある若々しい「健康な状態」を保つためには、末梢の細い血管の血流がよくなければならないのです。

血流が悪くなることが健康を損なうのは、たんに充分な栄養が行き届かなくなるからということだけではありません。血流が悪化すると、血液の質そのものも低下してしまうのです。

顕微鏡で血液を見れば、その人の自律神経のバランスの良し悪しがわかります。自律神経のバランスが悪い人の血液は、本来なら丸くきれいな形をしている赤血球が、変形したりくっついたりしてしまっているからです。ひどくなると、なかには完全に壊れてしまっている赤血球もあります。

赤血球は酸素を運んでいますが、壊れてしまった赤血球では酸素を運ぶことができません。壊れていなくてもくっついてしまっていたのでは細い末梢血管を通ることができません。

つまり、自律神経のバランスの悪い人の血液は、充分な酸素を運ぶことができない質の悪いものになってしまっているといえるのです。

心が乱れると血液はドロドロになる

第1章のはじめに指摘したように、自律神経の測定が可能になって、心が乱れると交感神経と副交感神経のバランスが乱れることが医学的に説明できるようになっています。

とくに「怒り」は2つの自律神経のバランスをかき乱します。

怒りの感情がひどくなると、手や体がわなわなと震えてくることがあります。さらにひどくなると失神してしまうこともあります。

これは、怒ると交感神経が過剰に緊張して、血管が収縮してしまうからなのです。

すでに説明したように、血管が収縮して血球破壊が生じることで、私たちの体中を流れている血液がドロドロになるのです。

血液が汚れると末梢血管の血流が悪くなります。この血流の悪化が、震えや失神の原因なのです。

「怒り」が体に与えるダメージはこれだけではありません。

怒ると、ホルモン調整機能が低下してしまうのです。

交感神経が活発になると、体をアクティブにするため、体を元気にさせるさまざまなホルモンが分泌されます。興奮物質としてよく知られているドーパミンやエピネフリンなどはその代表です。

交感神経が高くなればなるほど、こうしたホルモンが分泌されるのですが、ホルモンの出すぎは体にとってとても大きなリスクをはらんでいます。

なぜなら、こうしたホルモンには「フィードバック機能」が備わっていて、反動によって必要なときにホルモンが出なくなってしまうのです。

たとえばパーキンソン病は、ホルモンの調整機能が低下し、ドーパミンの分泌が不足し、それが過度になった状態です。

すぐに怒ってしまう人は、自分で自分の寿命を縮めているようなものなのです。

あきらめられないから怒りも湧く

第1章でお話ししたように、怒りや不安といった感情は、物事をあきらめないから起こるのです。きちんと「あきらめる」ことができれば心は落ち着き、交感神経と副交感神経のバランスの乱れは解消されます。

怒りや恐れで緊張したとき、私たちはついつい何かをつかんだり、手をぎゅっと握ったりしてしまいます。

とくに親指を中に入れて手を強く握ると、さらに緊張が強まってしまいます。

これはまだ私の仮説なのですが、手を握ると緊張がさらに強くなってしまうのは、副交感神経が低下してしまうからだと考えられます。手を握ると副交感神経が下がることは、計測に裏づけされた明らかな事実です。

おそらく、ぎゅっと手を握ることで親指の血流が低下し、それが副交感神経を低下させるのではないかと私は考えています。というのも、親指をなかに入れて握ったときのほうが副交感神経の下がり方が大きいからです。

たとえば、空手の達人やボクサーはけっして拳を固く握りません。軽く指を曲げる程度にしておいて、相手に当てる瞬間だけ拳に力を込めます。野球のバッティングでもゴルフでも、親指で強く握るとバットやクラブを思い通りに振れません。

親指に力を入れてしまうと、全身の力をうまく使うことができなくなるのです。

では、怒りや不安、怖れで緊張したときはどうすればいいでしょうか。

手を握ったままにしていると、どんどん緊張が高まっていきますが、手を開いた瞬間、スッと緊張がほぐれます。

これは実際にためしてみるとすぐにわかります。手をぎゅっと握って、何かに怒りを感じている自分をイメージしてください。すると、どんどん握る力が強くなります。

そこで、パッと手を開いてみてください。その瞬間、スッと緊張がほどけて気持ちが穏やかになるはずです。手を開いたまま怒ったり不安がったりすることはできないのです。

私はこれは、手を握り締めることで交感神経が過剰に高くなり、副交感神経が低下していたのが、手を開いた瞬間、副交感神経が高まって自律神経のバランスが整えられるからだと考えています。

笑うと副交感神経が高くなる

怒りや不安を覚えると副交感神経が下がりますが、ちょっとした動作で副交感神経を上げる方法があります。それは「笑い」です。

「笑い」はがん患者の免疫力をアップさせ、とくに再発防止に効果があるといわれていますが、実は副交感神経を上げることにも関与しているようなのです。

私も実際にいろいろな表情をしたときの自律神経の状態を計測、比較するという実験をしたのですが、心からの笑顔はもちろんのこと、たとえ作り笑顔であっても、口角を上げれば副交感神経は上がるという結果が出たのです。

こちらもまだ理論的には仮説なのですが、おそらくは、口角を上げるという動作が顔筋の緊張をほぐし、心身にリラクゼーション効果をもたらすのだと考えられます。

自律神経をコントロールする方法がある

前に説明したように、自律神経は私たちの体を構成している約60兆個の細胞一つひとつをコントロールしています。

ところが、自律神経は自分の意思では動かせません。

でも、もし自分で自律神経をコントロールできたらどうでしょう。

体も心も健康でいることができます。それどころか、ここ一番というときに集中して物事をうまく運ぶことだってできます。

これまで説明してきたように、怒っているときに手を開くと、交感神経が極端に高く副交感神経が低い状態だったのが、副交感神経が上がって自律神経のバランスが整います。

また、心の怒りを抑えて、むりやりでも作り笑いを浮かべると副交感神経が上がるのです。つまり、自律神経を自分の意思で動かすことはできなくても、自分の意思で何かをすることで、自律神経のバランスを整える方法があるということです。

なぜ深呼吸すると心が落ち着くのか

自律神経のバランスは、日内変動や暑さ寒さ、運動や食事の仕方などによって変化しますが、それ以上に自律神経に大きな影響を与えるものがあります。

それは精神状態です。つまり、心の乱れが自律神経に大きく影響するのです。自律神経を乱す大きな原因となっているのがストレスです。

自律神経のバランスを精神状態で表すと、交感神経は「緊張・興奮」、副交感神経は「余裕・安心」ということができます。

このことは、呼吸と密接に関連しています。

不安に襲われたり、極端なプレッシャーを感じたり、さらにはイライラしたり、怒ったり、嫉妬《しっと》心で心がかき乱されていたり、精神的に安定していないときは、呼吸はとても浅く速くなります。

緊張したとき、深呼吸をすると心が落ち着くのは、深く息を吸って酸素をいっぱい取り入れることで、末梢の血流量が増加するからです。

心に余裕があったり、安心しているとき、人の呼吸はゆっくり深くなります。反対に、心が緊張すると無意識のうちに速く浅い呼吸に変わります。

回数でいうと、心に余裕があるときの呼吸は1分間に15〜20回程度ですが、焦ったり緊張すると、1分間に20回以上にまで増えます。

こうした呼吸の差は、自律神経のバランスの差になって表れます。

ゆっくりとした深い呼吸をすると、副交感神経が刺激されます。そのため、血管が開き、末梢まで血流がよくなります。

そして、血流がよくなると筋肉が弛緩するので、体はリラックスします。これが、緊張したときに深呼吸をすると心が落ち着く最大の理由なのです。

反対に、呼吸が浅くなると、副交感神経が下がり、血流が悪くなります。

呼吸が浅くなると末梢血管に血液が流れにくくなる

たとえば何かで緊張すると、体がこわばって動けなくなることがあります。体はもちろん頭も働きません。その結果、脳の活性も低下し、思考力、判断力、発想力なども低下してしまいます。

これは、緊張すると呼吸が浅く速くなり、交感神経の割合が異常に高くなってしまうからです。交感神経の割合が異常に高くなってしまうと、体も頭も血流が悪くなり、低酸素状態に陥ってしまうのです。

この低酸素状態が続くと手足が震え、さらにひどくなると失神してしまうこともあります。緊張したときの震えは、自律神経のバランスが極端に崩れたことを知らせるひとつのシグナルでもあるのです。

私たちは心や体が不調になると、「ひょっとすると重病なのかもしれない」「そんなことになったらどうしよう」と、ついつい悪いほうへ悪いほうへと考えが引っ張られていってしまいます。

心や体が不調になったそもそもの原因に目を向けるより、重病にかかっているのではないかというストレスで、心配や不安で心がいっぱいになって息がつまってしまいます。これは、ストレスを感じていたり、焦っていたり、不安になっていたりするとき、呼吸が浅くなっているからなのです。

つまり、物事を「明らめる」ことをしないで、グズグズとネガティブな感情を引きずったり、ストレスを感じて緊張すると、自律神経のバランスが乱れて、心と体に悪い影響を与えてしまうということです。

これが明らかになったら、気持ちを落ち着かせる方法はすぐにわかるはずです。そう、自分で意識して、呼吸を深くすればいいのです。

すると、副交感神経が高まって自律神経のバランスを整えてくれるのです。

呼吸には瞬間的に体の状態を変える力がある

自律神経の働きを測定できる機械の発明によって、呼吸が体にどのような影響をおよぼすかが医学的に証明されました。

それまでは、長い間、末梢血管の血流量を科学的に計測することはできず、唯一、末梢の血流の量を知る助けとなっていたのは、体の温度を色で表示するサーモグラフィーでした。末梢の血流量が多ければそれだけ体温も高くなるからです。

しかし、サーモグラフィーの表示では正確な血流量まではわからないので、測定結果を医学論文には使えませんでした。

ところが、末梢血管の血流量を測ることができる機械が発明されたのです。この機械は、計測した血流量が数字で表示されるので医学論文に使うことができます。これによって、呼吸がどのように血流量に影響をおよぼしているのかがわかるようになったのです。

私がこの機械を導入していちばん驚いたのは、呼吸を止めた瞬間に末梢血管に血液が流れにくくなることがわかったことでした。つまり、呼吸には瞬間的に体の状態を変える力があることが判明したのです。

昔から、呼吸が健康と大きく関わっていることはよく知られていて、健康を維持する効果をうたったさまざまな呼吸法もあります。しかし、それはあくまでも経験に基づくもので、なぜ呼吸を整えることが健康と結びつくのか、医学的に明確な説明をすることはできませんでした。それが、この機械によって説明できるようになったのです。

自律神経は私たちの臓器もコントロールしている

交感神経が働くと、基本的に臓器は活発に働きます。血管は収縮して血圧を上げ、心臓は心拍数が増えます。

同時に、気管支が広がり、呼吸の回数も増えます。そして、肝臓ではブドウ糖がたくさんつくられ、血液中に送り出されます。血液中のブドウ糖（栄養）が増えると、体はエネルギーをつくりやすい環境になるので、脳では集中力が高まり、筋肉ではその機能が充分に引き出されるのです。

ただし、1カ所だけ交感神経が働くと活動が沈静化する場所があります。それは胃腸です。つまり消化器官の動きだけは低下するのです。胃腸の動きが活発になるのは、交感神経とはまったく逆の働きを持った副交感神経が動いているときなのです。

このように、自律神経は私たちの臓器をコントロールしています。つまり、自律神経のバランスを整えれば、私たちの内臓は健康な状態を保つことができるということです。

つぎの章で、なぜ「あきらめる」と病気にならないかをお話ししていきましょう。

第3章　「あきらめる」と病気が逃げていく

どういう状態を「本当の健康」というのか？

健康な人が病気になる原因は、大きく分けて2つしかありません。

ひとつは、これまでお話ししてきた「血管系」、もうひとつは「免疫系」のトラブルです。

「血管系」のトラブルについては、前の章で触れました。

ポイントは、交感神経が過剰に高くなると血管がキュッと収縮して、血流が悪くなったり、血液の質が悪くなること。反対に副交感神経が過剰に優位になると、血管が開いて血流がよどみ、同じように血流が悪くなったり、血液の質が悪くなります。

「免疫系」のトラブルも同じです。交感神経と副交感神経のどちらが過剰に優位になっても、血流と血液の質が悪くなります。そのため、免疫力が下がってしまうのです。

交感神経と副交感神経のどちらが過剰に優位になっても、「免疫系」と「血管系」の両方に悪い影響を与えてしまうということです。

具体的な症状は病気によってさまざまですが、がん、心臓疾患、脳疾患、高血圧、糖尿病など、どんな病気も「血液の質と流れが悪くなる」という部分はすべて共通しています。

私の考える「本当の健康」とは、「良質な血液が細胞の一つひとつに充分に届いている状態」です。これにつきるといっても言い過ぎではありません。

自律神経は免疫システムに大きく関わっている

細菌やウイルスに感染することによって発症する病気、つまり「感染症」から体を守ってくれているのが免疫です。

免疫力が高ければ、体に侵入した細菌やウイルスをやっつけてくれるので発病しませんが、免疫力が低いと細菌やウイルスを排除し切ることができないのでさまざまな感染症を引き起こしてしまいます。

免疫は外部から侵入してくる異物に対して働くだけではなく、体の中で生じる異物からも守ってくれています。体の中で生ずる異物といえば、よく知られているのが「がん」です。がんは、私たちの体を構成している細胞が、遺伝子の突然変異によってがん化、増殖してしまう病気です。

実は、健康な人でも毎日何千個ものがん細胞が生まれています。それでも私たちががんにならずにすんでいるのは、免疫システムがそれらを排除してくれるからです。

この免疫力が下がってしまうと、一部のがん細胞を排除し切れなくなってがんが発症してしまうのです。

では、自律神経は、この大切な免疫システムにどのように関係しているのでしょうか。

免疫の中心を担っているのは、血液中の「白血球」という成分です。

白血球には、細菌など比較的大きめな異物を処理する「顆粒球《かりゅう》」と、ウイルスなどそれよりも小さな異物を処理する「リンパ球」の2つがあります。この2つに自律神経は深く関わっているのです。

交感神経が優位になると顆粒球が増え、副交感神経が優位になるとリンパ球が増えるということがわかっています。

自律神経のバランスがよければ「顆粒球」と「リンパ球」のバランス、つまり白血球のバランスもよくなりますが、自律神経のバランスが崩れると白血球のバランスも崩れてしまうということです。その結果、免疫力が下がってしまうのです。

免疫でも問題となるのは、交感神経が過剰に優位になった場合です。

交感神経が優位になり顆粒球が増えると、基本的に感染症に対する抵抗力が高くなるので免疫力は上がります。ところが、交感神経が過剰に優位な状態が続くと事情が変わってきます。

顆粒球は異物を取り込み、みずからが持つ「分解酵素」と「活性酸素」によって処理します。

顆粒球と体内に侵入してくる細菌の数のバランスがいいときは何も問題はありません。しかし、あまり細菌がないのに交感神経が過剰に優位になることで顆粒球が増えすぎると、健康維持に必要な常在菌まで殺し、かえって免疫力を下げてしまうのです。

また、顆粒球が増えすぎると、使われなかった顆粒球が残ってしまいます。実は、これも大問題なのです。

というのも、顆粒球の寿命は2～3日と短いうえ、顆粒球は死ぬときに、持っていた「活性酸素」をばらまいて細胞を傷つけてしまうからです。

では、副交感神経が過剰に優位になるとどうなるのでしょうか。

副交感神経が優位になると、リンパ球が増えるので、基本的には抗原に対する反応が速くなり、ウイルスに感染しにくくなり免疫力は上がります。

ところが、副交感神経が過剰に優位な状態が長く続いてリンパ球が必要以上に増えると、抗原に敏感になりすぎて、ほんのわずかな抗原にも反応してしまいます。つまり、アレルギーを起こしやすくなるのです。

というわけで、自律神経のバランスがいいときがもっとも免疫力が高く、体にとっていい状態といえるのです。

ただし、自律神経の変化が免疫の状態に反映されるまでには、ある程度のタイムラグがあります。自律神経はちょっとした刺激ですぐに変化しますが、それが瞬間的に免疫に影響するわけではありません。

徹夜仕事の翌朝の副交感神経の数値はゼロに近いところまで落ち込みますが、そのときすぐにリンパ球が減少して顆粒球が増えるわけではありません。

とはいえ、徹夜仕事を何日も繰り返すと、明け方に交感神経が優位な状態が続き、免疫のバランスにも悪影響が現れてきます。

働き盛りに副交感神経は急激に低下する

我々の実験結果では、日本人の場合、男性は30歳、女性は40歳を過ぎたころから副交感神経がガクッと急激に下がります。

30代、40代といえば働き盛りの年代。仕事でも家庭でも、大きな責任を背負ってがんばる時期です。本来なら、交感神経も副交感神経も高い状態で最高のパフォーマンスを発揮しなければならないときです。

人生のがんばりどころで、副交感神経がガクッと下がり、自律神経のバランスが悪くなってしまうのです。

血管を拡張させ、血流をスムーズにしてくれる副交感神経が下がるのですから、当然血流は悪くなり、「交感神経だけが高い不健康な状態」に陥りやすくなってきます。

交感神経というアクセルだけが過剰に機能してしまうので、冷静な判断ができなくなったり、感情の抑制がきかなくなるなどの影響も出てきます。よく、「年をとると怒りっぽくなる」と言いますが、これはそのためなのです。

そのほか、副交感神経の低下によって血管が収縮しているので、高血圧になり、脳疾患、心臓疾患を誘発するリスクも高まります。

交感神経だけが高く、副交感神経が下がったままの状態というのは、それほどリスキーな状態なのです。

このことを知らずに、働き盛りの時期にガムシャラに心と体に負荷をかけてしまうと、かぎりなく病気に近づく方向に向かってしまいます。50歳を過ぎてからさまざまな病気が発症するのは、この年代に無理をしすぎたツケが回ってくるからなのです。

睡眠不足は副交感神経を低下させる

その副交感神経に、さらなるダメージを与えるのが睡眠不足なのです。

睡眠不足になると、ただでさえ下がりぎみな副交感神経のレベルが、充分に上がらないまま翌朝を迎え、再び交感神経優位の時間に入っていかなければなりません。その最たるものが徹夜です。

徹夜については82ページでも少し触れましたが、さらにくわしくいうと、徹夜をすると、副交感神経が優位になるべき夜の時間帯に副交感神経が上がらず、交感神経がキリキリと上がったままの状態が朝まで続いてしまいます。まさに自律神経にとって最悪な状態です。

徹夜した翌朝、副交感神経が十分に上がっていない状態で、交感神経優位の時間がはじまると、その日は副交感神経が極端に低いままますごさなければなりません。

こんなことを続けていれば、腸にも、血管にも、脳にも、精神状態にも悪影響しかおよぼしません。

徹夜仕事を「あきらめる」と自律神経が整う

自律神経を正しく機能させるためには、どんなに時間に追われていても、徹夜仕事を続けることを「あきらめる勇気」を持つことが必要です。

どうしても決められた期日までに仕上げなければならない。そういうときこそ、ガムシャラにがんばろうとすることを「あきらめる勇気」が必要なのです。

がんばろうとすればするほど気持ちはあせり、緊張が高まって、ますます副交感神経が下がっていきます。交感神経が過剰に優位になっている状態が持続して、加速度的に病気になる方向にいってしまいます。

そこで、スッと「今日はここまでにして、明日また頑張ろう」とあきらめて睡眠をとれば、眠っている間に自律神経のバランスが整ってきます。

すると、頭がボーッとしていたのがスッキリして、仕事の効率もはるかによくなり、手がけた仕事をあきらめずにやり通すことができるように心と体がパワーを発揮してくれるのです。

無理することをあきらめたとたん、病気はすごすごと逃げていくのです。

とくに、働き盛りの年代の人は、副交感神経がガクッと低下しています。血流が悪く、まともな仕事ができない状態なのですから、いくらあせったところで無理はききません。

それより、自律神経のバランスを乱すようなことを「あきらめる勇気」を持つことで、「あきらめないパワー」が発揮されるのです。

週に一度は「睡眠の日」をつくる

私は医者として「睡眠は仕事のひとつ」だと考えています。

仕事が忙しいときこそ、睡眠時間を削るのではなく、十分な睡眠が必要なのです。そのほうが、はるかによい仕事ができるからです。

理想は、毎日決まった時間に寝て、決まった時間に起きること。それも6時間程度の睡眠を確保することです。

でも、そう言われても現実的にこんな睡眠をとれない人もたくさんいらっしゃいます。そういう人は、せめて週に１日、それもできれば平日にしっかり睡眠をとる日をつくることです。

その日だけは、残業もせず、飲みにも行かず、まっすぐに家に帰って、食事やお風呂《ふろ》もさっさと済ませる。遅くまでテレビを見ることもせず、リラックスした気持ちで睡眠の準備を整えます。こんなふうに、すべての行動を睡眠のために行うのです。

そうやって、週に１日だけでもぐっすりと睡眠をとれば、自律神経のバランスは整います。

ネガティブな感情は目に見える形で体に影響を及ぼす

第１章で、感情によって自律神経のバランスが乱れて、心と体にさまざまな不調が現れてしまうことは説明しました。

怒りや不安、恨みや憎しみなどの感情を抱くと、交感神経が過剰に優位になってしまいます。

私たち人間は、怒りや不安、恨みや憎しみなどを覚えると、自律神経が乱れ、体が緊張状態に陥ります。心拍数が上がり、血管が収縮し、血流が悪くなるなど、さまざまな症状が起こってくるのです。

ネガティブな感情は、単なるメンタルの問題ではなく、目に見える形で私たちの体に悪影響を及ぼすのです。

怒りや不安、緊張など、メンタルに変化が起きると、その変化に体が反応し、本当に病気に近づいていってしまうのです。

一方で、人は安心しているとき、適度に血管が拡張し、スムーズに血液が流れる状態になっています。また、血流がよければ病気になりにくいだけでなく、脳にも十分な血液が届くため、集中力が増し、判断の質も向上します。

「あきらめる」と自律神経のバランスが整って病気が逃げていく

ここまで読み進めた方ならもうおわかりでしょう。

物事を明らかにして「あきらめる」と、心は落ち着き、自律神経のバランスが安定してくるのです。

反対に、何を捨てればいいのかを明らめずに、やみくもに「あきらめない」とがんばり続けていると、怒りや不安、緊張などが長い間続き、自律神経のバランスが乱れ、交感神経が過剰に優位な状態が継続してしまいます。

また、悔やんだり嘆いたり、悲しんだりして、心が暗く沈んだ状態が長く続いても自律神経のバランスは乱れてしまいます。

その結果、体が病気になりやすい環境になり、心と体に不調が現れてくるのです。

徹夜仕事を続けていると、体がだるくなり、重く感じます。それに、頭痛や耳鳴りもしてきますし、頭がボーッとして集中しにくくなります。これらは、自律神経のバランスが乱れて血流と血液の質が悪くなったためです。

つまり、やみくもに「あきらめないぞ」とがんばり続けていると自律神経のバランスが崩れてしまい、逆に「あきらめる」と自律神経のバランスが整い、体が病気になりにくい環境になるということです。

便秘にも自律神経が関わっている

私は現在、順天堂大学医学部附属順天堂医院で「便秘外来」を開いています。

私が便秘外来を開設した当初は、「便秘」という症状だけで大学病院を受診する人はほとんどいませんでした。

当初は、受診する人のほとんどは、ほかに糖尿病や高脂血症、あるいは甲状腺《こうじょうせん》の病気やパーキンソン病、うつ病などですでに通院している人たちでした。彼らが便秘薬を処方しても効果がない強度の便秘を訴えるため、担当医が困って私の便秘外来を紹介するというパターンがほとんどだったのです。

ところが、しばらくすると、受診の申し込みをする患者さんが急増してきました。その理由は、私の便秘外来でおもしろい現象が起きていたからです。

「便秘外来に行くと、便秘が治るのはもちろん、ほかの病気までよくなる」

そんなうわさが患者さんたちの間で広がり、口コミで便秘外来を受診する患者さんが急増したのです。

なぜ、便秘外来で糖尿病や高脂血症、腎臓《じんぞう》疾患や肝臓の数値がよくなるのか、みなさん不思議がっていました。

その理由は、腸内環境と自律神経のバランスがよくなって、質のよいきれいな血液が体の隅々まで行き渡ったからなのです。

そもそも、血液の質は「腸」で決まります。

腸内環境がよく、腸の活動が正常なら、それだけ良質な血液がつくられます。

つまり、腸は、食物の栄養素を吸収するという働きをしながら、それに負けないくらいに大切な「血液の質を決定する」という役割も担っているのです。

この腸の働きをコントロールしているのも自律神経です。なかでも、副交感神経の働きが大きく影響しています。

便秘とは、腸の内容物を移動させる機能が低下し、便をうまく排泄することができなくなっている状態です。

腸管には「輪状筋」と「縦走筋」という2つの筋肉があり、それらがリズミカルに収縮を繰り返す、つまり蠕動《ぜんどう》運動をすることで内容物を移動させていきます。

この蠕動運動をコントロールしているのが自律神経なのです。

交感神経が過剰だと「腸が動かなくなるタイプの便秘」になり、副交感神経が過剰だと「腸が収縮するタイプの便秘」になります。タイプは異なりますが、いずれにしても自律神経のバランスが崩れると強固な便秘になることに違いはありません。

実際、便秘外来を受診された患者さんの自律神経を測定すると、かなりの確率で自律神経がどちらかに飛びぬけて偏っています。

便秘を根本的に治すには腸の蠕動運動を活発にさせること

便秘外来を受診する患者さんは、皆さん何年も便秘に苦しんでいます。つねに便秘状態のため疲れやすく体が不調で、精神的にもイライラすることが多く、少しのことでも興奮して怒ってしまう。ひどくなると、苦しくて充分な睡眠をとることもできない、と訴える人も少なくありません。

私はこうした強度の便秘患者さんに対しても、基本的に下剤は処方しません。なぜなら、下剤をいくら服用しても、便秘を根本的に治すことはできないからです。

腸管の蠕動運動がきちんとリズミカルに行われるようにならなければ、便秘を根本的に治すことはできないのです。薬の力で一時的に便を出しても、便秘を治したことにはなりません。

便秘を根本から治すには、自律神経のバランスを整えることです。

自律神経のバランスのいい人は腸の状態がよく、自律神経のバランスの悪い人は腸の状態が悪いのです。同じく、腸の状態のいい人は自律神経のバランスが整いやすく、腸の状態の悪い人は自律神経のバランスも整いにくいのです。

自律神経のバランスがよくなり、血流が改善され、末梢《まっしょう》まできちんときれいな血液が行き渡るようになると、腸管での栄養吸収がよくなるので、肝臓や心臓、腎臓などの臓器の病気がよくなります。

「あきらめる」ことでお腹の張りがなくなった便秘外来の患者さん

心も体もイライラしているときには内臓は活発に動いてくれません。腸も同じで、強度の便秘のためにイライラしたり怒りっぽくなっていると、動きにくくなります。

また、腸が活発に動き出せば血液の質も上がります。

では、腸をはじめとする内臓の各器官が活発に動くのはどんなときでしょうか。

それは、副交感神経が優位のときです。食事の後、寝る前など、心も体もリラックスしているときに内臓器官は活発に動きはじめます。

つまり、副交感神経を高めると腸の活動が活発になり、腸の活動が活発になると血液の質が上がるのです。

ある日、便秘外来にいらした患者さんが、しきりにこう訴えました。

「お腹がすごく張って仕方がないんです。便は出ているのですが、お腹の張りがぜんぜん取れません。つらくて、つらくて」

私はその患者さんにこう言いました。

「お腹の張りのことはあきらめてください。便が出ていればよしとしたほうがいいですよ」

するとその患者さんは、再び外来にいらしたときにこう言ったのです。

「いやあ、先生がもうお腹の張りはあきらめろとおっしゃったので、そこはもう仕方がないんだな、とあきらめたら、なんか、自然に張らなくなってきたんです」

この患者さんは、「お腹が張って張ってしょうがない。つらい、本当に困った」と、お腹の張りをまるで親の仇《かたき》のように考えていました。そのネガティブな気持ちが、自律神経のバランスを乱して、腸の動きをさらに悪くさせていたのです。

だから、「お腹の張りのことはしょうがないとあきらめて、便が出ていることだけでよしとしたほうがいいですよ」とハッキリと示してあげたのです。

医師の私からそう言われて、患者さんは、それだったらもうお腹の張りは仕方がないことなんだから、そのことはもうあきらめて、考えるのをやめようと気持ちを変えたのです。

その結果、メンタルの変化によって副交感神経が高まり、お腹が張らなくなってきたのです。

それまで、お腹の張りのことでイライラとして交感神経が過剰に優位になっていたのが、お腹の張りは仕方がないとあきらめたとたん、心がリラックスして、副交感神経が上がってきて自律神経のバランスが整えられ、お腹の張りという症状が逃げていったのです。

あきらめる勇気を持つと、副交感神経が上がって自律神経が整い、病気が逃げていくのです。

逆に、絶対にあきらめないぞとやみくもに張り詰めていると、それがストレスになって交感神経の過剰な優位が続いてしまい、どんどん病気に近づいていってしまいます。

対症療法では根本的に治療はできない

私たちの体はすべてつながっています。ある一部分だけに問題が生じるということはありません。

認識できる形でどこかに病気が現れても、それはたまたまそこが弱くて最初に影響が現れたということにすぎません。

たとえば、肝臓が悪いからといって、いくら肝臓を保護しても、肝臓に入ってくる血液が汚ければ肝臓はよくなりません。その汚い血液は、肝臓だけでなく、腎臓や心臓にも、もっといえば全身の細胞にもめぐっているのです。

現在の医療は、便秘なら腸を、肝臓なら肝臓を、腎臓なら腎臓をというように、問題が現れた臓器しか診ていません。治療も対症療法がほとんどです。でも、それでは根本的な治療にはなりません。

負のスパイラルも正のスパイラルも、そのスパイラルを回しているのは血液の質であり、血流なのです。そして、その血流をコントロールしているのが自律神経です。

血流が悪くなると細胞の機能は低下し、体は持てる能力を充分に発揮することができなくなります。

血管では血栓ができやすくなり、免疫力も低下するので病気を発症しやすくなります。また、治癒力も低下するので、どんなにいい治療を施しても効果はあまり上がらなくなります。

高血圧も高脂血症も糖尿病も、現在、その治療方法の主流は投薬と生活習慣の改善ですが、投薬は対症療法にすぎません。それにその効果も、血管の状態が回復しないかぎり高いものは望めません。

本当に大切なのは生活習慣の改善、それも副交感神経を上げる生活習慣を取り入れる形での改善なのです。

副交感神経が上がると、血管が弛緩《しかん》して広がり、血流が改善されることで、隅々の細胞まで血液が行き渡るようになるからです。

実際、高血圧の人も高脂血症の人も糖尿病の人も、生活習慣の改善で交感神経が過剰に優位に傾いていた自律神経のバランスが改善されると、病状は面白いように回復していきます。

交感神経が過剰に優位な人は糖尿病になりやすい

血管の収縮・弛緩は、全身に大きな影響をおよぼしますが、もともとが細い「末梢血管（毛細血管）」では、その影響はとくに大きなものになります。

太い血管は、収縮してその内径が少々細くなっても、そのこと自体が与えるダメージはそれほど大きくありません。

しかし、細い末梢血管では、血管内皮が傷つきやすくなるのはもちろん、場所や体の状態によっては血流が完全に止まってしまう危険性もあります。

糖尿病患者さんにしばしば見られる「壊疽《えそ》」という合併症もそのひとつです。壊疽は、組織が死んで腐ってしまうという恐ろしい合併症です。

ふつうなら何でもない小さな傷が、場合によっては脚の切断というような大事に至ってしまうのは、末梢血管の血流低下が大きく関わっています。

末梢血管の血流が低下すると、その血管が血液を供給している細胞に充分な栄養と酸素が行き渡らなくなります。このとき、痛みを感じる知覚神経細胞に栄養を供給している末梢血管の血流が悪ければ、刺激を中枢神経に伝えることができなくなるため、傷ができても痛みを自覚できなくなります。

また、本来なら小さな傷なら免疫システムが働いて放っておいても治るはずなのですが、血流が滞っていると、免疫システムも働くことができません。

こうして、傷ができていることに気がついたときには、すでに組織が死んで腐りはじめていたということになってしまうのです。

糖尿病で壊疽がおきやすいのは、高い血糖が血管の内皮細胞をさらに傷つけるからです。

副交感神経を上げないと食餌療法の効果は半減してしまう

糖尿病というのは、血糖（血液に含まれる糖分）のコントロールができなくなり、血液中の糖分が増えすぎてしまう病気です。

脱水や体力が低下しているときに末梢に輸液を点滴しますが、点滴の中に含まれる糖分はどんなに多くても５％までと決まっています。それ以上糖分を多くしてしまうと、痛みを感じるからです。

もしも10％の糖分が入った輸液を点滴したら、耐えられないほどの激痛を感じるはずです。それほど、糖分は血管の内皮を傷つけるのです。

いくら痛みを感じない程度であっても、血糖値が高い状態が続けば、それだけ血管内皮はダメージを受けてしまいます。

糖尿病の最大の原因は遺伝子に因子を持っていることですが、遺伝的要因を持たない人でも、暴飲暴食を続けていると発病するので、糖尿病の治療では食事のコントロールは必要不可欠です。

ところが、食事を改善しても、交感神経が過剰に優位な人は、治療があまりうまくいきません。なぜなら、血流が悪いと、すい臓や腎臓など糖尿病と深く関わっている諸臓器の機能が改善しないからです。

これでは、せっかくの食事のコントロールも投薬も効果は半減してしまいます。それよりも、まずは副交感神経を高め、血流をよくし、諸臓器が持てる力を発揮できる状態にしてあげることが重要なのです。

糖尿病や高血圧に限らず、どんな病気であっても、自律神経のバランスが崩れ、血流が悪くなっている状態では、いくら治療を行ってもその効果は半減していると思ってください。

治療効果を上げるためにも「あきらめ」は有効です。

自分の病気を治すことに熱心なのはけっこうですが、その意気込みが強すぎて、いわゆる肩に力が入りすぎた状態になると、自律神経のバランスがなかなか整いません。

「あきらめの境地」というと言い過ぎかもしれませんが、ここは我欲を捨てて医師を信頼し、淡々と治療にはげむのがいいと思います。

第4章 「あきらめる勇気」があれば、心身ともに若返る

自律神経の働きが低下すると人生の質も低下する

何もしなければ、私たちの自律神経の力は、10年でおよそ15%ずつ低下していきます。自律神経の働きが低下すると、免疫力がしだいに低下して、健康を維持する力が徐々に失われていきます。

また、見た目だけでなく、体全体の老化が進んでいき、体の動きがだんだん鈍くなっていき、ここぞというときに集中力を発揮できなくなります。

つまり、人生の質がそれだけ落ちていってしまうということです。

自律神経を意識的にコントロールするということをしなければ、人生の質は10年でおよそ15%ずつ低下していってしまうのです。

はっきりした原因もないのに、何となく調子が悪い。何をやっても思ったようにうまくできない。でも、病院で診てもらうと「どこも悪くない」といわれてしまう。

検査データにはあらわれない病名のつかない病や、正体不明のスランプの原因は、実は自律神経の乱れにあるのです。

自律神経のバランスは主に副交感神経が上下することでとられている

自律神経でもっとも大切なのは、交感神経と副交感神経のバランスですが、日々、たくさんのストレスの中で生きている私たちは、交感神経が優位になっています。

このバランスは、主に副交感神経が上下することでとられています。つまり、交感神経を過剰に優位にしないためには、ふだん下がり気味の副交感神経を上げてやるしかありません。

副交感神経のレベルは、加齢とともに少しずつ低下していきますが、そのほかにも、一日のなかでも変動があったり、食事のとり方や運動の仕方、睡眠時間や疲労度、さらには精神状態や環境の変化など、さまざまな要因によってめまぐるしく上下します。

実力のあるスポーツ選手でも、本番での調子にばらつきが生じてしまうのは、実力を出すために必要な「副交感神経のレベル」が下がってしまっているからなのです。

このめまぐるしく上下する副交感神経を、できるだけ高い状態で維持することが、心身の健康を保ち、体の潜在能力を引き出すカギとなります。

副交感神経は働き盛りにガクッと低下する

順天堂大学における私たちの研究チームは、自律神経について研究をはじめるにあたり、最初に大規模な調査を行いました。

研究を開始するにあたって、私たちは、健康な人の自律神経が加齢によってどのように変化するのか、その変化に男女差があるかどうか、男女それぞれの年代別の自律神経を測定して、基礎的なデータを集めることにしたのです。

私たちが研究をはじめた当初は、自律神経の分野はまだまだわかっていないことが多く、健康な人を対象に、こうした大がかりな調査を行ったのは、おそらく世界でも私たちのチームがはじめてだったのではないかと思います。

集まったデータは予想外なものでした。

調査をするにあたり、私たちは「自律神経は交感神経も副交感神経も、加齢とともに低下していくだろう」と仮説を立てていたのですが、驚くべきことに、交感神経のレベルには加齢による変化も男女差もほとんど見られませんでした。

ところが、副交感神経のレベルは、男女ともにガクッと急降下する時期があったのです。すでに第3章でもふれたように男性は30歳を過ぎたあたり、女性は40歳を過ぎたあたりでした。

その年を過ぎた頃から、急に体力や気力の低下を痛感するというのは、まさに副交感神経の急激な低下による自律神経の乱れが大きな原因になっているのです。

40歳を過ぎてから更年期障害が現れる原因

女性に更年期障害の症状が現れる時期は、その多くが40歳を過ぎた頃です。これも、女性の場合、40歳あたりを境に副交感神経の働きがガクンと下がり、それまで整っていた自律神経のバランスが乱れ、ホルモンのバランスが乱れたことが要因だといえます。

病気というほどではないけれど、めまいや頭痛、動悸《どうき》、痺《しび》れ、耳鳴りや吐き気といった不定愁訴に悩まされ、病院で検査を受けても明確な病変が認められないとき、「自律神経失調症」と診断されることがほとんどです。

これと同じような不定愁訴を訴えて病院に行くのでも、それが閉経期の女性だと、たいては「更年期障害」と診断されます。

一般的に更年期障害の原因は、「エストロゲン」という女性ホルモンの減少だとされています。

ところが、同じようにエストロゲンが減少している更年期の女性の中にも、症状を訴える人と、ほとんど症状を訴えることがない人がいます。ということは、かならずしもエストロゲンの減少が更年期障害の原因のすべてだとは言い切れないということです。

実は、更年期障害も自律神経の乱れがあると症状が重くなるのです。

医学的に証明された自律神経と更年期障害の因果関係

いままでは、自律神経の状態をくわしく検査することができなかったため、自律神経がさまざまな症状と関係していることはわかっていても、自律神経がどのような状態になるとどのような症状が現れるのか、その因果関係を医学的に立証することができませんでした。

しかし、最近の医学の進歩によって、いままではっきりとした原因がわからなかったさまざまな症状が、自律神経の乱れに起因していることがようやく説明できるようになってきたのです。

30歳を過ぎて私がサザエさん症候群にかかった頃（第1章参照）、原因不明の頭痛や不整脈で悩まされていました。当時は原因がわかりませんでしたが、いまは、交感神経が極端に優位になっていたことが原因だったのだとわかります。

交感神経が過剰に優位になると血管も過剰に収縮するので、同時に血圧も必要以上に高くなり、血圧が異常に高くなったことで頭痛が起き、心拍数が多い状態が長く続いたために不整脈を誘発していたのです。

実際、こうした不定愁訴が現れているときに自律神経のバランスを測ると、交感神経ばかりで副交感神経の数値はほとんど出ません。バランスでいうと、交感神経が10だとすると、副交感神経は０～２くらいしかないという状態です。

自律神経のバランスの乱れはメンタルな病気の発症と深く関わっている

自律神経のバランスの乱れが招く疾病は頭痛やめまい、不整脈だけではありません。近年増加の一途をたどっている精神疾患のひとつである「パニック障害」も、交感神経の過剰優位が継続的に生じることが発症と深く関わっていることがわかってきています。

ほかにも、うつ病やそう病などメンタルな病気のほとんどが、自律神経の乱れと深く関わっています。

つまり、これまでの医学では、自律神経が関係していることはわかっていても、はっきりとした因果関係を医学的に説明できませんでしたが、自律神経のレベルやバランスを数値できちんと計測できるようになったことで、ようやく原因不明とされていた不定愁訴の原因が、自律神経のバランスの乱れにあることが医学的に証明できるようになってきたということなのです。

アスリートが30歳過ぎで引退するのは副交感神経が急激に下がるから

男性アスリートは30代前半で引退する人がとても多いですが、それはその年代に副交感神経がガクッと下がることと無関係ではありません。

いくら筋肉を鍛えても、それだけで運動能力は向上しません。筋肉は、ただの「肉の塊」にすぎないからです。

筋肉の力を結果に結びつけるためには、筋肉を動かす神経や筋肉に栄養を供給している血管などを適切な状態にコントロールすることが必要です。

そのコントロールを可能にするのが自律神経の力なのです。ところが、男性の場合、30歳を過ぎたころに副交感神経がガクッと下がってしまうため、自律神経の力が弱まってしまいます。

この急激な自律神経のバランスの乱れによって、体をイメージどおりに動かせなくなってしまい、自分の実力をそれまでのようには発揮しにくくなってしまうのです。

よくアスリートが引退するとき「体力の限界」と言いますが、これは、30歳を過ぎたあたりから、急激に副交感神経が低下するために、それまでできていたプレーができなくなり、それを「体力の限界」と感じるからなのです。

ファンからしてみれば、もっとやれる、引退するのは早すぎると思えても、本人にしてみれば限界だと感じるのです。

女性のほうが男性より平均寿命が長い理由

ちょっと話はそれますが、男女で平均寿命に差があるのも、このことが原因だと私は考えています。

２０１３年2月に厚生労働省が発表した「都道府県別生命表（２０１０年）」によると、日本人の平均寿命は、男性＝79・59歳、女性＝86・35歳でした。男女の平均寿命の差は6・76年ありました。ここ10年の男女の差を見てみると、２００５年が6・96年、２００0年が6・91年と、いずれも女性のほうが長寿であることを示しています。

医学が進歩しても、男女の平均寿命の差が縮まる傾向がほとんど見られないことから、先天的に女性のほうが男性より長生きなのではないかといわれていますが、なぜ平均寿命に性差があるかはいまだに解明されていません。

でも、私たちの大規模な調査の結果、男性の副交感神経が女性より10年も早く下がることが判明したのですから、平均寿命の性差に自律神経の低下時期が深く関係していることは大いに考えられます。

長いあいだ「謎」とされてきた男女の寿命の差は、副交感神経がガクッと低下する時期の違いがつくり出したものだと考えてもいいのではないでしょうか。

年齢とともに億劫になるのは副交感神経が低下するから

10代、20代の若い頃は、ほうっておいても副交感神経の働きが高く、新しい変化にすばやく順応できます。

ところが、年をとるほど新しいものに出合ったり環境を変化させたりするのが、どんどん億劫《おっくう》になってきます。これも、副交感神経の働きが下がったことの影響です。

若い頃は、副交感神経の働きが高いため、新しい出合いや変化がもたらすストレスによって、一瞬、自律神経が乱れたとしても、すぐに副交感神経がリカバリーしてくれ、いちはやく自律神経の乱れが調整されます。

しかし、男性は30歳、女性は40歳を過ぎた頃に、副交感神経の働きがガクンと下がるため、ほうっておくと、自律神経のバランスが乱れたまま、つまり、交感神経が高く副交感神経が低い状態になったまま、なかなかリカバリーされません。

前にも指摘したように、交感神経が優位で、副交感神経が下がったままでいると、血管が収縮し、血流が悪くなり、筋肉に血液が行かなくなります。その結果、疲れやすくなり、脳の血流も悪くなるので、決断力や判断力も鈍くなります。

年をとるほど新しいものに出合ったり環境を変化させるのが、どんどん億劫になってくるのはこのためなのです。

若さを保つには副交感神経をリカバリーする意識を持つことがカギ

生きていれば、自律神経が乱れるのは当然です。加齢によっても乱れますし、これだけストレスフルな環境のなかで生きているのですから、日常的に自律神経を乱してしまうようなことに出合います。

でも、自律神経が乱れるものであるなら、乱れるたびにそれをリカバリーし、副交感神経を高めていくことを、こつこつ意識すればいい。

この意識の転換こそが、上手に年を重ねていく秘訣《ひけつ》なのです。

何もしなければ副交感神経は年々下がっていき、何度か申し上げているように男性は30

歳を過ぎた頃から、女性は40歳を過ぎた頃からガクッと下がり、その後も下がっていきます。

でも、自律神経が乱れるたびにそれをリカバリーし、副交感神経を高めていくことで、その下降線を平行線に近づけたり、あるいは自律神経の働きを高めに安定させることもできます。

たとえ日々の努力が小さなものでも、自律神経のバランスが下がっていくのを防ぐことができます。長い年月でみれば、ちょっとした積み重ねが大きな差となって出てくるのです。

私はこれまで数多くの人の自律神経のバランスを調べてきましたが、自律神経のバランスのいい人は、見た目も体の中も、実年齢より「若い」といえます。

年齢を重ねれば重ねるほど、豊かに美しく上手に年齢を重ねている人になればなるほど、その人は、乱れた自律神経を整えることを、その日常のなかで、こつこつ意識しているということなのです。

自律神経のバランスを悪くするような生活習慣をあきらめる

副交感神経が低下すると、血管の老化が進み、同時に免疫力も低下して、体は病気になりやすい状態になってしまいますが、いつもイライラしていたり、怒ったり、悩んだり、精神状態が良くないと副交感神経の働きが低下してしまいます。

また、暴飲暴食をしたり、睡眠時間が不足したり、ムチャクチャな生活習慣を続けていると、副交感神経の働きが下がってしまいます。

たとえば、不安や恐怖を感じたとき、人は体を動かしていなくても急に心拍数が増えたり血圧が上がったりしますが、それは不安や恐怖という感情が交感神経を刺激するからです。

反対に、ほっと安心したときに心拍数が低下するのは、副交感神経が上がってくるからです。

よく、ふだんの実力を出すためには適度な緊張と適度なリラックスが必要だといわれますが、これはまさに「適度な緊張＝交感神経」と「適度なリラックス＝副交感神経」という自律神経のバランスが整った状態を保つことの大切さを説いているのです。

人間は、時間を気にしたり焦ったりするだけで交感神経が刺激されるので、呼吸が浅くなります。そして呼吸が浅くなれば、血流が悪くなり、身体的なパフォーマンスが低下します。もちろん、脳の活性も低下し、思考力、判断力、発想力なども低下してしまいます。

でも、イライラしたり、怒ったり、悩んだりする原因になることを、できるだけ遠ざければ、副交感神経の働きを上げることができます。

心に余裕があれば副交感神経が高まるので、たとえ思わぬアクシデントが起きても、正しい判断に基づく最善の対応策をとることができます。

つまり、ふだんから副交感神経を上げることを意識的に行うことが、心身のバランスを整える「最高の健康法」になるということです。

だからこそ「あきらめる勇気」を持って、心に余裕を持つことが必要なのです。

第5章「あきらめる」と人生は楽になる

「あきらめ」が真の「あきらめない勇気」を後押しする

第1章でお話ししたように、私たちはなにかを「あきらめる」ことで、真の「あきらめない勇気」を持つことができます。

ここぞというときに、いつもの実力が出せなかったり、最後まで根気よく粘れないというときは、何かが心に引っかかっているときです。

それがストレスとなって気持ちが乱れ、自律神経のバランスを乱しているために、100％の力を出せなくなっているのです。

心に引っかかっている何か。実はそれこそが、あなたが「あきらめていないこと」なのです。そこをしっかり「明らめて」いくと、本当の意味でのあきらめない部分がきちんと見えてきます。

たとえば、莫大《ばくだい》な負債を完済した矢沢永吉さんの「あきらめない勇気」を後押ししたのは、「あいつのせいで自分はこんな目に遭っている」ということを考えないという「あきらめ」でした。

実は、「あきらめない勇気」の反対側に、それを後押ししている「あきらめ」があるのです。その「あきらめ」があるからこそ、すべてがうまくいくのです。

「あきらめる勇気」が人を育てる

北海道日本ハムファイターズの4番をまかされている中田翔《なかたしょう》選手は、一軍に入ってからしばらくの間、まったく結果を残せませんでした。

それでも栗山英樹《くりやまひでき》監督は中田選手を使い続けました。当時、「プロ野球選手は結果がすべて。結果が出ない中田選手をなぜ使い続けるのか」と、スポーツ新聞は栗山監督の采配《さいはい》を批判する記事を書き立てていました。

しかし、栗山監督はいっさいそんな声に耳を貸さずに、じっと中田選手を使い続け、その結果、中田選手はいまや押しも押されもせぬ日本ハムファイターズの4番バッターに成長しています。

なぜ、栗山監督は結果を出せなかった中田選手を使い続けることができたのでしょうか。

プロスポーツですから、結果を求めることは当たり前。

でも、栗山監督はこれから日本ハムファイターズを背負っていかなければならない中田選手の将来のために、「すぐに結果を出すことを求めること」をあきらめて、「あきらめずに使い続ける勇気」を持ったのです。

その「あきらめる勇気」が、中田選手の実力を花開かせたのでした。

こんなふうに、物事がうまくいくときには、かならずといっていいほど、何かをあきらめている選択があります。

反対に、物事がうまくいかなかったときには、かならず、何かをあきらめなかったことが原因になっているのです。

記憶に新しいところでは、2013年6月にブラジルで行われたサッカーのFIFAコンフェデレーションズカップでの日本対イタリア戦がそうでした。

「追加点」をあきらめずに負けたサムライブルー

スポーツの世界では、たとえ僅差《きんさ》で負けようが、負けは負け。結果がすべてです。

あの試合、日本が前半を2―1で終えたとき、ほとんどの人が日本の勝利を信じていたはずです。しかし、後半に入るとイタリアに立て続けに2点取られ、いったんは追いついたものの最終的には3―4で負けてしまいました。

日本の敗因は、2―1でリードしながら、後半に入っても追加点にこだわって、守りに集中できなくなったことにあると私は思っています。

もし日本が追加点を取ることを「あきらめる勇気」を持てていたら、しっかりとリードを守ることに集中できていたはずです。

ところが、日本はそこをあきらめる勇気を持たず、後半に入っても攻めのサッカーを続け、開始早々、イタリアにゴールを許したとたん浮き足立ってしまったのです。

前半戦は、サムライブルーの実力がフルに発揮され、イレブンの自律神経は最高にいいバランス状態にあったに違いありません。しかし、イタリアにゴールを許したとたん、不安が襲ってきて、試合開始直後のような動きができなくなったのです。イレブンの自律神経のバランスが乱れたとたん、集中力を欠いて、やってはいけない点を立て続けに与えてしまったのです。

目標がはっきりと定まると自律神経のバランスが高めで安定する

追加点を取ろうとテンションを高めていると、交感神経だけが優位に働き、ストレスがどんどんかかってきます。

だから、リードを守り続ければ勝利する、つまり、守りに集中すれば勝てるという当たり前のことが見えなくなってしまうのです。

そのために、後半の攻撃が空回りしてしまったのです。

もし、追加点を取ることをあきらめていたら、その瞬間に、「追加点を取る」ことと「リードを守り抜く」ことの2つだった目標が、「リードを守り抜く」ことにはっきりと定まります。目標がはっきりと定まれば、あとはそこに全力を集中すればいいだけです。

こんなふうに、目標がはっきりと定まると、交感神経と副交感神経の働きがどちらも高くなり、最高のパフォーマンスを発揮する状態になります。

サムライブルーは、追加点にこだわってしまったために、目標を「守りきる」というところに定めることができず、リードを守り続けるための真の「あきらめない勇気」を持てなかったのでした。

もし追加点をあきらめる勇気があったら、真に「あきらめない勇気」を持つことができて、リードしたまま試合終了のホイッスルを聞けたのではなかったでしょうか。

「あきらめ」ができないと凡ミスを誘う

２０１２年10月27日から11月３日まで開催された、日本ハムと巨人との日本シリーズ第４戦でのことです。

両先発投手がともに７回まで投げて得点を許さず、その後、９回には両チームに二死満塁の好機がありましたが、巨人は代打石井選手が左飛に、日本ハムは代打杉谷《すぎや》選手が二ゴロにそれぞれ倒れて得点できず、試合は延長戦の12回表まで無得点で進みました。

そして０―０のまま迎えた12回裏にドラマは起きたのです。

一死一塁の場面。ここで日本ハムは送りバントの作戦に出ます。ところが、バントを処理した西村投手が一塁に送球したとき、一塁のベースカバーに入った二塁手の藤村選手がポロリと落球してしまい、巨人は一死のまま走者一塁二塁という大ピンチを迎えてしまったのです。

つぎのバッターは、「守備の人」と言われていた飯山《いいやま》選手。ふつうなら、三振かゲッツーを予想するところです。しかし、このゲームを観戦していた私はサヨナラヒットの予感がしていました。

あの場面で、西村投手の表情に「何か、まずい流れだ」という心の乱れがあきらかに表れていたからです。

こういう精神状態のとき、交感神経だけが過剰に上がって、本来の実力が出せなくなっています。

案の定、西村投手は信じられない棒球を投げてしまい、「守備の人」といわれた飯山選手が、タイムリー二塁打を放って日本ハムがサヨナラ勝ちをしたのでした。

あのとき、巨人の誰かがマウンドに行き、「エラーは仕方がない。そんなことはあきらめて、バッターだけに集中しよう」と声をかけていたら、西村投手はあんな棒球は投げていなかったかもしれません。

しかし西村投手は、「こんなことで負けたら、あきらめられない。絶対に抑えてやる」とカッカするあまり、エラーのことを「あきらめる勇気」を持てなかったのです。

あそこで「エラーのことは仕方がない。そんなことはあきらめて、バッターに集中しよう」と頭を切り替えていたら、西村投手は実力どおりの剛球でバッターを仕留めていたことでしょう。

こんなふうに、もうすでに起きてしまったことを「あきらめる勇気」を持たないと、交感神経だけが過剰になって冷静さを失い、さらなる泥沼にはまっていってしまうのです。

「あきらめる」と平常心を取り戻せる

人間というのは、自分が直面している事態が、いまの現実の姿であってほしくないと願うと、心が苦しくなってしまうものです。こんなはずじゃない、本当はこういうはずだと思えば思うほど、どんどん苦しくなってしまうのです。

ダダをこねるのをあきらめて、いまの状況をありのまま受け入れてしまえば、心はスッと楽になり、副交感神経が上がってきます。

たとえば、第1章でお話しした車椅子生活をしている後輩の医師もそのひとりです。彼は、

「こんなはずじゃない。本当は、自分は医師として臨床の現場で患者さんを救っているはずだった」

そう思えば思うほど、苦しくなってしまったはずです。しかし、いまの状況をありのまま受け入れたとき、副交感神経が上がってきて素晴らしい人生が輝きはじめたのでした。

人間関係のなかでも、「こんなはずじゃない」と思ってしまう場面はいくらでもあります。

たとえば、職場の上司、あるいは恋人や家族に冷たい態度をされると、「本当は自分は好かれているはずなのに」とつい考えがちです。

そのうち、「そういえば、最近あの人は、自分といるとき口数が少なくなってきた」とか「この間、飲みに行こうと誘ったのに断られた」とか、あれこれとつまらないことを思い出して、ついには「クソッ、本当は自分は嫌われていたのか」と思い込んで怒り出し、ますます自律神経のバランスを乱してしまうのです。

こんなふうに、いったん不安が頭をもたげてくると、つぎからつぎへとよからぬ考えが浮かんできて、どんどん自律神経のバランスを崩していってしまいます。

ほんの些細《ささい》なことでも、考えすぎたり、大げさに考えると、どんどん不安が募っていってしまうのです。

でも、相手は仕事のしすぎで疲れていたのかもしれませんし、寝不足で早く家に帰ってベッドに入りたかったのかもしれません。もしかしたら、飲みすぎで胃がムカムカしていただけかもしれないのです。

どこかで、「そういえばあのとき」などとつまらないことを思い出してしまうことをあきらめれば、「そうだよね。あいつが自分を嫌っているわけがない」とすぐに明らかになって気持ちが楽になり、乱れていた自律神経のバランスが整ってきて平常心を取り戻すことができるのです。

無駄な想像をあきらめた瞬間、不安は消える

人間の感情というのは想像力から生まれています。

想像にまかせてあれこれ考えれば考えるほど、いろいろな理由を思いついて、どんどん不安になったり、悲しくなったり、苛立《いらだ》ったりしてしまうのです。

たとえば、高いところに上ると恐怖に襲われる高所恐怖症。

高いところから落ちていく姿を想像したとたん、心臓がドキドキしてくるために、ますます怖くなってパニックになるのです。

恐怖に身をまかせていると、体がすくみ、心まですくんで動かなくなってしまいます。こんなふうに、想像力は私たちの体を支配してしまうのです。

でも、落ちていく姿を想像しなければ、心臓はドキドキしません。無駄な想像をするのをあきらめた瞬間、恐怖は消えてしまいます。

気分や感情は、自律神経のバランスの乱れが生み出す

緊張すると、体がコチコチになったり、顔が赤くなったり、唇が乾いたり、うまく言葉が出なくなったりすることがありますが、これも同じで、「うまくいかなかったらどうしよう」とか、「叱られたらどうしよう」とか、いろいろと想像するから体が緊張してしまうのです。

ふだんなら、テキパキやれることでも、心臓がドキドキしたり、体がコチコチになると、うまくいきません。

それで、うまくいかないことに焦って、ますますパニックになってしまうのです。余計なことを考えなければそんなことにはなりません。

考えても無駄なことは考えない。そうあきらめる勇気を持てば、たいがいの不安や恐れは落ち着きます。

一般的に感情というものは、ひとりでに湧いて出てくるものだと思われているようですが、人間の気分とか感情は、たいてい自律神経のバランスの乱れによって生まれるのです。

気分が落ち込んでいるときは、自分の健康状態をチェックしてみることです。睡眠不足や消化不良、あるいは頭痛や生理不順のせいで悲しかったり、不愉快になっていることがほとんどではないでしょうか。

「あきらめる」にはコツがある

とはいえ、あきらめろと言われてもそう簡単にあきらめられないのが人間です。

だからといって、「あきらめる勇気」を持たなければ、どんどんパニックになっていってしまいます。

フラれたことをあきらめられないからストーカー事件が起き、いつか大儲《おおもう》けするという考えをあきらめられないからギャンブル依存症になり、株や投資でカッカするのです。

また、もう起きてしまったことを簡単にあきらめることができず、いつまでも後悔をひきずってしまうから、心がうつになったり、やる気が失《う》せてしまうのです。

でも、いくら「あきらめるぞーっ！」と気合であきらめようとしても、そんなことをすればするほど力んでしまい、ますます交感神経が過剰に高く副交感神経が低い状態が続いてしまいます。

そんな自律神経の状態で、正しい判断や行動を取ろうとしてもむずかしいことはもうおわかりでしょう。

実は、そんなに力まなくても、副交感神経を高める簡単なコツがあるのです。つぎに、副交感神経を高めて自律神経のバランスを整えるコツをいくつかご紹介しましょう。

ムダな考えをあきらめると、呼吸がゆっくりしてくる

副交感神経を上げて自律神経のバランスを整えるうえで、とても重要なポイントがあり

ます。

それは「呼吸」です。

なぜなら、自律神経のバランスと呼吸はまさにダイレクトにつながっているからです。

これまで呼吸に関して説明してきたことを簡単におさらいしておきましょう。

浅く速い呼吸は、交感神経の働きを高めます。当然、瞬間的なやる気やアグレッシブな気分は高まりますが、それが長く続くと、血管が収縮し、血流が悪くなり、その結果、心も体もいいパフォーマンスができにくくなります。

逆に、ゆっくりとした深い呼吸は、副交感神経の働きを高めてくれます。

この呼吸を続けると、それまで収縮していた血管が緩み、質のいい血液が体のすみずみまで流れるようになります。さらに、心も体もいきいきとよみがえり、継続的に自分のパフォーマンスをよくすることができます。

ですから、ストレスや加齢によって自律神経のバランスが乱れ、それによって心身に不調が出ているときは、なによりも「ゆっくり深い呼吸」が欠かせません。

バタバタすることを「あきらめ」て、ゆっくりと動く

腹式呼吸や丹田呼吸などをすれば健康によい、とよく言われますが、実際にやってみると、これがなかなかむずかしく、呼吸を意識した瞬間に、それ自体がストレスとなって、かえって自律神経のバランスを乱してしまうことが少なくありません。

それだけに、とくに呼吸を意識しなくても、いつのまにか呼吸がゆっくり深くなっているような方法があれば、そのほうがずっと自律神経のバランスを整えるためにはいいと言えます。

人間は、せかせかと動いている最中は、呼吸が浅くても意外と平気です。ところが、ゆっくり動きはじめたとたん、自然とゆっくり深い呼吸をしはじめるのです。

バタバタと急いで何かをやろうとすると、呼吸が浅くなって自律神経のバランスが乱れ、かえってうまくいきません。

昔から「急《せ》いては事を仕損じる」と言われているように、バタバタと焦って何かをやろうとすればするほど、心も体もうまく動いてくれなくなるということです。

しかし、デスクワークでも営業でも、なにかをつくる仕事でも、「なにがなんでも○時までにやらなければ」とバタバタすることをあきらめる勇気が持てれば、余裕を持ってゆっくりと作業できます。

調子が悪いときはすぐに仕事をはじめることをあきらめる

たとえば私も、朝、研究室に行って、「あ、今日は何だか調子が悪いな、何かイライラするな」と感じたら、すぐに仕事をはじめることをあきらめて、ゆっくりと丁寧に、デスクの上を片づけることにしています。

すると、自然に呼吸がゆっくり深くなり、副交感神経の働きが高まって、自律神経のバランスが整ってきます。

その結果、血流がよくなり、体のすみずみまで質のいい血液が流れて、頭も体も持てるパワーを発揮できるようになります。

心が焦れば焦るほどうまくいかず、心に余裕を持てばすべてうまくいく。このことを明らかにして、バタバタすることをあきらめたとたん、スムーズに仕事がはかどってくるのです。

スランプのときは呼吸が浅くなっている

人間、だれしもスランプの時期があります。

スランプに陥ったスポーツ選手を見ていると、「なんでうまくいかないんだ」「こんな状態から1秒でも早く抜け出さなければ」と思い詰め、動きが落ち着かずバタバタしています。

自分では気がついていませんが、思い詰めているときは、呼吸が浅くなり、時には止まっていることもあります。

すると、副交感神経の働きがガクンと下がり、体のすみずみまで血流が行かなくなり、いくらがんばっても、思ったような成果が得られません。

何かで大きなストレスがかかったり、生活のリズムが乱れたりすると、いつものパフォーマンスができにくくなることは前にも説明しました。

そんなとき、私たちの呼吸は、浅くなっています。その結果、自律神経が乱れ、血流が滞り、ますます心身の調子は悪くなります。これが、マイナスのスパイラルに入った状態、つまりスランプの状態です。

そういうときは、「どうしてうまくいかないんだ」「こんな状態から1秒でも早く抜け出さなければ」と焦ることをあきらめればいいのです。

といっても、スランプで思い詰めているときは、そう簡単にあきらめることができません。そんなときは、ルーティン（いつもやっている動作）の動きをゆっくりとした動作でやることがおすすめです。

たとえばメジャーリーグで大活躍しているイチロー選手は、バットを構える前に、バットを手にした右手をピッチャーの方に向けたり、ユニフォームの袖をひっぱったり、自分なりのルーティンをして自律神経のバランスを整えています。

ゴルフでいえば、スイングをする前にゆっくりとしたリズムで素振りをしたり、パットをするときに、しゃがんでラインを読んだり、ゆっくりとしたリズムでカップまでの距離を歩測したりという動作がそれに当たります。

こういう動作をルーティンにすることで、自分のリズムを取っているのです。

ところが、スランプになると、こうしたルーティンの動きがせかせか、バタバタしてくるのです。そのため、気持ちが落ち着かず、自律神経のバランスをますます崩してしまいます。

そんなときは、ルーティンの動きを意識的にゆっくりとしてやれば、おのずと呼吸も深くなり、血流が良くなって体がいつもの実力を発揮できるようになります。

「あきらめる」とさまざまな症状が改善される

ゆっくり動くと、自然に呼吸がゆっくり深くなり、副交感神経の働きが高まって自律神経のバランスが整います。

その結果、血流がよくなり、細胞のすみずみまで質のいい血液が行き渡るようになります。

偏頭痛や肩こりというのは、そのほとんどの原因が「血流の滞り」です。つまり、バタバタと急ぐことをあきらめて、心に余裕を持ったとたん、自然に呼吸がゆっくり深くなり、血流がよくなって偏頭痛や肩こりが改善してくるのです。

便秘も同じです。

腸は副交感神経とダイレクトにつながっていますから、ストレスなどで副交感神経の働きが下がると、とたんに腸の動きが悪くなってしまいます。そのため、ストレスを感じやすい人は、便秘や下痢になりやすいのです。

あれこれ考え想像すればするほど、ストレスの負荷が増していきます。そこで、ムダな想像をすることをあきらめると、自然に呼吸がゆっくりとなり、低下していた副交感神経の働きが高まって腸管そのものも健やかに活発になるのです。

私が担当している便秘外来で「初診を受けた直後にもう便秘が治ってしまった」という患者さんが多いのは、「便秘外来を受けた」というその安心感が、ストレスを軽減し、副交感神経の働きが上がり、それで腸の働きがよくなったという理由によります。

慶應大学ラグビー部が準優勝した理由

スポーツ選手のパフォーマンスを上げる鍵《かぎ》が自律神経のバランスにあることを、私が最初に確信したのは、スポーツドクターを担当させていただいていた慶應義塾《けいおうぎじゅく》大学のラグビー部が、2007年に全国大学選手権で準優勝を果たしたときでした。

ちょうどその頃、自律神経を機械で計測できるようになり、そのなかで「ゆっくり動く」ことが、いかに副交感神経の働きを高め、自律神経のバランスを整えるかということに気づいたのです。

そこで、慶應大学ラグビー部の選手たちにも、「意識的に、ゆっくり動くこと」を指導しました。するとまず、選手たちの好不調の波が、非常に小さくなったのです。

自律神経を計測することで、その選手たちの調子が悪いのは、副交感神経の働きが下がり、自律神経のバランスが乱れているからだと原因がはっきりして、調子を取り戻すためには副交感神経を上げることが必要だとわかるようになりました。

そして、乱れた自律神経のバランスを整えるために、「意識して、ゆっくり動くこと」を指導すると、とたんに調子が戻り、よりよい練習と動きができるようになったのです。

その結果、準優勝を果たしたのでした。

ところで、私たちの研究チームは最近、自律神経を24時間計測可能な機械も開発しました。その機械は胸につけるだけの非常にシンプルなもので、それをつけたままお風呂《ふろ》にも入れます。

自律神経を機械を使って計測してみると、ゆっくり動くことで、いかに呼吸が安定し、自律神経が安定して、血流が良くなり、心も体もいきいきと健康になるかが身をもって理解できるでしょう。

勝負のときに緊張をほどくコツ

たとえば、得意先ではずせないプレゼンがあるとき、「うまくいかなかったらどうしよう」「しくじったら会社にいづらくなる」「そうなったら会社をやめるしかなくなるかも」などと余計なことを考えて、ますます自分にプレッシャーをかけてしまいます。

すると、その瞬間からもう呼吸が止まりだします。下手をすれば、得意先のビルに入る前から、あるいは最寄り駅で降りたところからもう呼吸が止まりがちになってしまいます。

といっても、いくら呼吸を深くしろと言われても、「ゆっくりした呼吸をしなければいけない」と思った時点で、それがストレスになり、自律神経は安定しなくなってしまいます。

これがプレゼンではなく大事な試合や、試験や就職の面接、あるいはお見合いなどでも同じこと。プレッシャーがかかればかかるほど、呼吸が止まりがちになってしまいます。

そんなときに大切なのは、緊張をほぐして副交感神経を上げてやり、自律神経のバランスを整えることです。

緊張しているときは、一瞬、別のところに気持ちを向ける

何か緊張する場面に行くときに、私はこんなアドバイスをしています。

「部屋に入ったら、まずは時計を探してください。そして、時計があったら、その形やメーカー名を覚えてきてください」

実は、これにはちゃんとした理由があるのです。

ガチガチに緊張しているときは、交感神経が過剰に優位になっているため、いくら「落ち着かなければ」と自分に言い聞かせても言うことを聞いてくれません。それどころか、「しくじってはいけない」と気持ちがその一点にフォーカスしていて、ほかを見る余裕がなくなっています。

そこで、部屋に入ったら時計を探すのです。すると、一点にフォーカスしていた神経がふっとほぐされて、まずはいったん間を置くことができ、心がリラックスしてくるのです。

さらに、時計をよく見ることで緊張がほぐされます。時計を見て、「ここの時計は六角形だ」とか、「この時計はスイス製なんだ」とか確かめているうちに、「しくじってはいけない」という焦りがかなり弱り、呼吸も自然と落ち着いてくるのです。

これはプロスポーツ選手のコンディショニング指導のときにも有効です。

たとえば、あるプロ野球のピッチャーには、「マウンドに上がったら、まず外野のスタンドを見て、観客がどのくらいいるか確認してみてください」と言いました。

こうやっていったん気持ちをマウンドから別なところに向けてやり、いつものルーティン通り、ロージンバッグなどに手を持っていくと、いつの間にか、そこで自然な呼吸ができてくるのです。

それからピッチングを開始するのと、マウンドに上がっていきなりピッチングを始めるのとでは、自律神経のバランスが大きく違うはずなのです。

つまり、どんなときでも、気持ちを一瞬、別なところに向けて、自然にゆっくり動くリズムをつくり出すと、緊張がほどけてリラックスでき、自律神経のバランスが整ってきて良い結果を出せます。

「あきらめる」ことにも同様の効果が期待できます。

「何が何でも成功するんだ」という気持ちは、「失敗したらしたで仕方ないか」とあきらめることで、かなり鎮まります。いってみれば、心を一瞬、別なところに向けたようなものですから、自律神経のバランスが整い出すのです。

空を見上げるだけで体の状態は瞬時に変わる

ここで、誰にでもすぐにできる自律神経コントロール法をお教えしましょう。とても簡単です。空を見上げるだけです。

実は、空を見上げたり、季節や天気、自然を感じたりすることは、私たちの体に大きな影響を与えてくれるのです。

たとえば朝、仕事場に行くために家を出た瞬間。

こんなとき、ふつうは、天気の良さや、吹いてくる風の気持ちよさ、近くで咲いている花の色や香りを意識することはあまりありません。

でも、家を出たときに意識をこうしたものに向けると、「今日は雲がひとつもない快晴だ」「風が心地よい」「もうジンチョウゲが咲く季節なのか」と自然を感じることができます。

その瞬間、副交感神経がぐっと上がり自律神経のバランスが整うのです。

これだけで血流が良くなり、快適なコンディションで一日をはじめることができます。

このことは実験でも証明されています。

ある女性誌の企画で、東京から軽井沢の温泉まで行く１泊２日の旅行中の自律神経の動きを、24時間自律神経の測定ができる機械によって計測するという実験をやったのです。

この実験で興味深い結果が出ました。

東京にいる間は、仕事などのいろいろなストレスから呼吸が乱れ、副交感神経の数値が低かった人が、軽井沢の温泉で１泊した帰りには、その数値が非常によくなっていたのです。

軽井沢の森の中をゆっくり歩いたり、ゆっくり温泉に浸《つ》かったりするなかで、呼吸が自然とゆったりとして、副交感神経が上がったからでした。

この実験でもわかったように、私たちは自然を感じると呼吸がゆっくりとしてきて、副交感神経が上がり、自律神経のバランスが整ってくるのです。

家を出た瞬間だけではなく、仕事に疲れたときや、悩み事があるとき、気分が落ち着かないときに空を見上げて自然を感じてください。

すると、気分がスーッと落ち着いてきます。

1対2の呼吸で自律神経を整える

私のよく知るスーパー外科医やトップアスリート、企業のトップの方など、超一流といわれる人ほど、見事なくらいにその呼吸は深くゆっくりと落ち着いています。つまり、超一流の人は、深くゆっくりとした呼吸が、いかにみずからのパフォーマンスを上げるために大切なのかを知っているのです。

私はトップアスリートのみなさんに指導するときに、こう言っています。

「3〜4秒でゆっくり鼻から吸って、6〜8秒間、口をすぼめてゆっくり吐いてください」

つまり、1対2の呼吸法です。

一日に2〜3分間でもいいので、この呼吸法を意識してやってみると、自律神経のバランスが落ち着いてきます。また、何か突発的なトラブルやアクシデントが起きてパニックになりそうになったとき、あるいは周りの人たちの無意味な雑音に心が乱されそうになったときも、この呼吸法を1回でもいいからやってみてください。

そうすれば、あなたの呼吸はだんだん深く落ち着いたものとなり、自律神経が整って、前へ進む力が自然についてくるはずです。

ため息をつくと副交感神経が上がる

ここで興味深いデータを紹介しましょう。

よく「ため息をつくと幸せが逃げる」と言われますが、実験した結果、ため息をついたあとの末梢《まつしょう》血管は、みるみる血流が戻るということがはっきりとわかったのです。

ため息をつく前は、かならず呼吸が止まっています。なにか心配事や不安を抱えて考え込んでいたり、極度に根を詰めて作業をしているときに、「はぁ……」と息をゆっくり長く吐くことで、疲労やストレスのために滞ってしまっていた血流をよくし、副交感神経の働きを高め、自律神経の乱れを元に戻してくれるのです。

つまり、ため息にはすばらしい自浄作用があるのです。

反対に、ため息をつきたいのに我慢をしていると、ますます血流が悪くなり、その結果、頭痛や肩こりなど、肉体的にもいろいろな不調を招いてしまいます。

ため息をつくと幸せが逃げるのではなく、ため息をつくと自分の心と体がリセットされて、幸せを呼び込むのです。

世間一般の常識からいうと、「あきらめ」にもため息にもマイナスイメージがありますが、自律神経を整えるためには、どちらも欠くべからざるものなのです。

第6章 「あきらめる」と人間関係はたちまちうまくいく

自律神経の乱れはメンバーの自律神経も乱してしまう

第1章で、ラグビーの試合中に事故に遭い、車椅子で生活している後輩の医師のことを紹介したなかで、自分の気分が落ち着かないとき、彼の声を聞くと気持ちが落ち着くという話をしました。

実は、自律神経のバランスはまわりの人に伝染するのです。

自律神経のバランスが乱れていると、不安になったり、不機嫌になりますが、それはたちまち顔に表れます。それが、周囲に伝染して、まわりの人の自律神経のバランスを乱してしまうのです。

たとえば、職場でひとりがピリピリしはじめると、そのピリピリがほかのメンバーにも伝染して、職場全体の雰囲気が悪くなってしまう。

あるいは、重要なチームプレゼンでひとりが何かでしくじって動揺しはじめると、それにつられてほかの発表者もどんどん動揺してしまい、結局、そのプレゼン全体が失敗してしまう。

こういう経験をしている人は少なくないと思います。

前章の最初のほうで、「守備の人」と言われているバッターに抑えのエースがサヨナラヒットを打たれた話をしましたが、野球やラグビーなど、チームプレーのスポーツでは、ひとりの自律神経の乱れがチーム全体に伝染してしまい、結果的に「負けるはずのない試合で負けた」ということがよく起こります。

自律神経のバランスがいい人は空気を読まない

よく、「まわりの空気を読みなさい」と言われます。

しかし、超一流といわれる人たちを見ていると、けっしてまわりの空気など気にしていません。逆に、まわりの空気に対して鈍感とさえいえます。

たとえば、私が勤務する順天堂医院にいる外科医のなかでも、一流といわれる外科医ほど、まわりの空気を気にしていません。他の人がどんな評価をしようが、どんな批判をしようが、いっさい気にしないのです。

まわりの空気を読もうとすると、どうしても他人が自分のことをどう評価しているのかが気になってしまいます。

他人の評価をいったん気にしはじめると、ろくなことを想像しなくなります。それで不安になったり、疑心暗鬼になって自律神経のバランスを崩してしまうのです。

悪口を言われると誰でも、言われたことはすべて、あらかじめ考えられた言葉か、少なくともその瞬間に考えていることだと思いたがるものです。そう思ったとたん、気になって仕方がなくなり、心が大いに乱れてきます。誰かが自分に向けた悪口ほど気に病むものはありません。

でも、悪口なんていうものは、まともに受け止めてあれこれ詮索《せんさく》するような意味なんて何もないのです。たいていは、悪口を口にした本人の憂さ晴らしでしかありません。まともに取り合う必要などまったくありません。

超一流と言われている人たちは、このことを経験からわかっているため、まわりの空気を読まないし、他人の評価にいちいち動揺しないのです。要するに他人の評価を「あきらめ」ればいいということです。

超一流と言われている人たちの自律神経を計測すると一様に、交感神経、副交感神経のどちらも高く、つねにハイレベルで安定しています。

自律神経がハイレベルで安定している人は、まわりの言うことに、いちいち反応しません。無駄な情報やおしゃべりにハサミを入れて不要なものを切り落としているのです。だからといって、人の話を聞かない自己中心的な人間というわけではありません。彼らは、とても繊細で、人への感謝や気配りも細やかです。そして、そのためにはたっぷりと時間をかけています。

自分のかかげた高い目標に向かって邁進《まいしん》している彼らに、無責任で無意味な他人の評価などあれこれ気にして悩んでいるヒマはありません。

何かに集中して忙しくしていると、無意味な後悔も、未来への不安も考えるヒマがありません。ましてや他人の評価に一喜一憂するヒマはないのです。当然、自律神経のバランスを崩すこともありません。

副交感神経を上げると、たちまち人間関係がうまくいく

自分の悲しみとか怒り、不安、憎しみを相手に渡すと、相手も自律神経のバランスを乱して、同じようなネガティブな気持ちになります。

よく「悪いやつほどよく群れる」と言われますが、実は、自律神経が乱れて心がすさんでいる人には、自律神経のバランスのいい人は近づいてきません。相手から自分の感情を乱されて、自分の自律神経のバランスが乱れてしまうことを感覚的に察しているからです。

そのため、自律神経のバランスが乱れている人のところには、同じように自律神経が乱れて心がすさんでいる人が集まってくるのです。

類は友を呼ぶといいますが、悪い自律神経は悪い自律神経を呼ぶのです。

反対に、落ち着きや相手への思いやり、そしてとくに笑顔を渡すと、その楽しく穏やかな気分が相手に伝わり、相手の自律神経のバランスが良くなってきます。

自律神経のバランスがよい人は、まわりの人たちの自律神経のバランスをよくするのです。

相手に渡すものでも、相手から受け取るものでも、あらゆるものが心地よいものなら、自分も相手も幸福になります。

人は、どんなときでも希望を失わず、明るく前向きでいる人に会うのが大好きです。自分の自律神経のバランスが整っていると、相手は「この人とまた会いたい」と思うのです。

つまり、副交感神経を上げて自律神経のバランスを整えたとたん、あなたの人間関係はたちまちうまくいくのです。

実は、自分の気分をコントロールするより、相手の気分をコントロールするほうがずっと簡単です。

あなたが微笑んでいれば、相手もリラックスして、微笑を返してくれます。すると、あなた自身の気分もやわらいできます。愚痴を聞かされるのはたまったものではありませんが、幸せそうに微笑んでいる人には心を開くのです。

人をけなせば険悪な摩擦が起き、人を非難したり責めれば摩擦は決定的になってしまいます。そんなことになるよりは、相手の長所を見つけ出してほめて喜ばせたほうがずっといいではありませんか。

嫉妬や疑心暗鬼は自律神経を大きく乱す

対人関係は自律神経を大きく乱す要因になります。

たとえば、職場での人間関係ではストレスを感じることが多々あるでしょう。ストレスを感じると、そのたびに交感神経が過剰に優位になって、血液はドロドロになり、血流が悪くなり、脳に十分なブドウ糖が供給されなくなります。すると、感情のコントロールがきかなくなり、判断力も下がってしまいます。

これは家庭内の人間関係でも同じこと。夫婦や親子関係がうまくいかず、些細《ささい》なことにカッとなったり、何かというと愚痴を口にしたり、心と体に大きな負荷をかけてしまいます。

しかし、対人関係でもっとも自律神経を乱すものといえば恋愛です。

本気で人を好きになると、当然、交感神経は跳ね上がります。

相手が浮気をしているのではないかと疑う気持ちが出てくると、それだけで交感神経は過剰に優位になって、眠れない夜を過ごすことにもなってしまいます。

嫉妬《しっと》したり、相手の気持ちをつかみきれなくて疑心暗鬼におちいったりすると、激しく感情が揺れ動きます。

すると、副交感神経が十分に上がらないまま翌日を迎え、心も体も不調なまま一日を過ごすことになり、仕事の効率も集中力も落としてしまいます。

人間関係と健康はとても密接につながり、影響しあっているものなのです。

自律神経を乱さないためには「誰も信用しない」こと

私がイギリスの病院に勤務したとき、マーク・ストリンガーという優れた医師に出会いました。

日本からやってきた私に向かって、最初に彼はこう言ったのです。

「誰も信用してはいけないぞ」

その場では言葉の真意を理解することができませんでしたが、それから彼と一緒に仕事をするなかで、そしてその後の人生を歩んでいくなかで、「なるほど、たしかにマークの言うとおりだ」と心の底から納得できるようになりました。

彼の言葉の真意はこういうことだったのです。

私たち外科医は手術に臨むとき、最終的な責任をすべて自分で負わなければなりません。命にかかわる極限の現場では、「動揺すること」は絶対に許されません。動揺すると、自律神経が乱れ、判断を誤れば患者さんを生死の境に追いやってしまうことになります。

でも、極度の緊張状態にある現場では、どんな場面でも小さなミスや想定外の出来事は起こり得ます。

そのときに、自分の感情をもっとも動揺させるのが「他人の初歩的なミス」なのです。そんなとき、「なんでそんな初歩的なミスをしでかしたんだ！」と怒りが爆発しがちです。

ミスやトラブルが起こったときに必要なのは、最善の策を選択し実行する、冷静な判断力なのです。つまり、副交感神経が高まり、血流がよくなっている状態こそが求められるのです。マークが最初に私に言ってくれた「誰も信用するな」という言葉の真意はここにありました。

たとえそれが初歩的なミスであろうとも、誰かがミスをしたのは、とどのつまりその人間を信用した自分に責任があるのです。「あきらめ」にも通じる、その潔い覚悟があれば、事前の準備も徹底してやりますし、なにが起こっても冷静に対処することができるのです。

自律神経のバランスがいい人はまわりを落ち着かせる

自律神経のバランスがハイレベルで安定している人がいると、物事はとてもうまくいきます。

外科の手術でも、ひとりの名医の自律神経のバランスのよさがまわりに伝染して、むずかしい手術が成功するということがよくあります。

まさに一刻を争うというような緊急手術の場合、どうしてもその場にいるメンバーは焦りがちになってしまいます。そんなとき、名医といわれる人が手術室に入ってくると、それだけでみんなが一瞬のうちに落ち着くことがよくあります。

つまり、その人を見ただけで、そこにいる人たちの呼吸が自然とゆっくりになり、自律神経のバランスが一気に回復してしまうのです。

百戦錬磨の名医は、自分がバタバタしたら、みんなが動揺して手術がうまくいかなくなるということをわかっています。数々の修羅場をくぐってきた外科医ほど、手術室に入るその前から「まずはいかにその場を落ち着かせるか」ということを考えて、意識してゆっくりとした動作をするのです。

こうして、一瞬で、スタッフたちの自律神経のバランスを回復させて、そこから自分のペースをつくり出します。もっと言えば、みんなの力を引き出して、みんなを自分の世界まで引き上げるのです。

たとえば、順天堂大学医学部附属順天堂医院の心臓血管外科医である天野篤《あまのあつし》教授なども、それができる最たる人でしょう。

天野教授は、いつでもどんなときでも自分のペースをつくり出せる天才的な外科医です。天野先生くらいのレベルになると、いかに自律神経を高いレベルで安定させるかということがわかっているので、まわりの悪い状況にも影響を受けません。そのため、プレッシャーがかかる状況でも、ふつうに力を発揮できるのです。

患者にとって医者の笑顔が最高のクスリ

私はまだ、天野先生のようにはとてもなれませんが、それでも意識してやっていることがあります。

それは、診察のとき、患者さんに笑顔で接するということです。

病気を治すのが仕事なのだから表情や口調なんて気にしなくてもいいと、無表情だったり、ムスッとした顔で患者さんと接する医師もいますが、私は日々患者さんと接していて、「医者が笑顔でいる、つまり、自律神経のバランスが整っているほど、患者さんの治りが早くなる」ということを感じます。

人の体は本当に繊細で敏感なもの。笑顔で接すれば相手も笑顔になり、暗い表情で接すれば相手も不安になります。

そして、医師がイライラと自律神経のバランスが乱れた状態で患者さんと接すれば、患者さんの自律神経のバランスも一瞬で乱れてしまうのです。

ですから私は、医師としてどんなときもまずは自分の自律神経のバランスを整えて、患者さんに接することを肝に銘じています。

不安や恐怖で自律神経のバランスが乱れてしまった患者さんの自律神経をまずもとに戻してさしあげる。そのうえで、最善を尽くして笑顔になって帰っていただく。私はそれが医師としての最低限のつとめだと信じています。

マイナスなことは口にしない

ラグビーの試合での事故で車椅子生活となっている私の後輩の医師は、けっして自分にマイナスになるようなことは口にしません。

医学の勉強をつづけながらも、体が動かなくなってしまった時点で、臨床医になる道が閉ざされていた彼は、私とともに自律神経の研究を行うことを決心しました。

といってもけっして楽な道ではありません。データを整理するのも、論文を書くのも、パソコンのキーボードを一字ずつ、口を使って打ち込んでいかなければならないのです。

それでも、けっして愚痴を口にしたり弱音を吐くことをしないのです。

どんなときでも、誰に対しても、つねに微笑みをたたえ、声を荒らげることはありません。首から下が動かないという究極のストレスのなかで、これほど完璧《かんぺき》に感情をコントロールしているのです。

微笑をたたえ、マイナスな言葉を口にしない。これを実践していると呼吸がゆっくりと深くなり、副交感神経を高め、自律神経のバランスを整えるのです。

微笑をたたえ、マイナスな言葉を口にしなければ、自律神経が安定して、まさに地に足が着いた状態になるのです。

言葉はすごい力を持っている

愚痴をこぼしたり、怒りの言葉を投げつけると、自分の口から出た言葉が自分の感情を煽《あお》ります。

「クソッ！」と怒りを爆発させると、怒りを煽ってどんどん怒りが増してくるのです。前にも説明したように、愚痴やマイナスの言葉を口にすると自律神経は大きく乱れ、血液がドロドロになって心や体に不調が現れてきます。

とはいっても、怒りをコントロールするのは、なかなかむずかしいものです。

とくに副交感神経のレベルがガクンと落ちてくる40代、50代以降になると、感情の抑えがききにくくなってきます。

人間の怒りというのは不思議なもので、「怒りそうだな」と自分で自覚できた瞬間に50%は収まっているものなのです。

腹が立つことが起こった瞬間に、交感神経が高まります。しかし、「自分は怒りそうだ」と客観視できれば、その瞬間に副交感神経が盛り返してきます。

その段階で、いったん深呼吸をしてゆっくりと10数えます。すると、副交感神経が上がってきて「とにかく黙っていよう」と思えてきます。これができれば、徐々に怒りは鎮まり、副交感神経がさらに上がっていきます。

怒りの原因となったことにどう対処するかは、副交感神経が高まり、血流が良くなった状態でゆっくり考えればいいのです。

つまり、怒りそうになったら、その原因について考えるのを「あきらめる」ことです。これをやらずにおくと、あなたに怒りの感情を起こさせた原因に意識がどんどんいってしまい、怒りが怒りを呼ぶことになってしまいます。

怒りを鎮めないと自律神経の乱れはしばらく続く

一般的に、怒りによる自律神経の乱れはだいたい3時間から4時間は続いてしまいます。表面上は怒りが収まっているように見えても、一度乱れた自律神経はそう簡単には元には戻らないということです。

もし、朝一番に怒りを爆発させてしまったら、少なくとも午前中は乱れたままで、集中力、思考力ともに著しくダウンすると思ってください。そして、もし一日に2回怒るようなことがあれば、その日は一日ムダになると考えるべきでしょう。

どんなときでも、「ありがとう」「楽しい」「ついている」「幸せ」と、明るく前向きな言葉を口にすると、副交感神経が上がってきて自律神経のバランスが元に戻って心が明るくなってくるのです。

マイナスの言葉は不幸を呼び寄せ、病気を呼び寄せてしまいますが、明るく前向きな言葉は不幸を遠ざけ、病気を遠ざけるのです。

とくに、自分の不幸を口にしないこと。

どんなに言葉づかいに気をつけても、自分の不幸を話せば、相手はもちろん自分自身さえ憂鬱《ゆううつ》にしてしまいます。

クドクド考えようとするから、悩み苦しんで不機嫌になるのです。子どもが痛いところをいじくり回すのと同じで、いじくり回すほど、苦悩は大きく育ってしまいます。

心がくじけそうなときこそ、明るく前向きな言葉を口にすべきなのです。

体を少し動かすだけで気分や感情は自分でコントロールできる

スキップしながら、怒ったり悲しんだり不安になったりすることはできません。スキップしていると、怒りも悲しみもいつの間にか消えていきます。こんなふうに、体を動かすと、悩み事はどこかに消えてしまうのです。

ですから、悩み事があるときは、理屈で考えようとせずに、体を動かしてみれば、驚くほど気分が晴れてきます。

経験を積んだ一流のピアニストも、ステージに出る前は恐ろしくて死にたくなるといいます。いつもの実力を出し切れるだろうか、失敗したらどうしよう、うまく弾けなかったらどうしようとか、あれこれ想像して不安でいっぱいになるから怖くなるのです。

でも、指で鍵盤《けんばん》を叩《たた》いたとたん、指の動きに集中して、うまく弾けなかったらどうしようなどということは考えなくなります。こんなふうに、体を動かすことで、不安を生み出す想像力を止めることができるのです。

前に紹介したように、怒っているときは拳《こぶし》を握り締めているものですが、拳をパッと開いて手の平を伸ばしたとたん、怒りの虫は一瞬のうちにどこかに消えていってしまいます。

いらだちは自律神経の乱れのせいだとあきらめる

誰かのせいで不愉快な思いをさせられている。こう思うから心が苦しくなって愚痴ったり暴言を口にしたりしてしまうのです。

それより、心の痛みは自律神経のバランスの乱れのせいと「明らめ」れば、いやな言葉も忘れられるし、いちいち気に障る言葉も気にならなくなります。

自律神経のバランスが乱れて心が苦しいときは、自分を責めずに、自分を励まして、自分を楽しくさせることが大切です。

その気になりさえすれば、楽しいことはいくらでもあります。好きな音楽を聞くのもいいし、コンサートやライブに行ったり、映画を観たりするのもいい。友だちと他愛もないおしゃべりをするのもいいでしょう。

要するに、ただ、じっと苦しみに耐えようとするからどんどん苦しくなるのです。自分で動いて、楽しいことをやってみる。すると、副交感神経が高まって自律神経のバランスが整い、あっという間に気持ちが晴れてきます。

つぎの章では、自律神経のバランスをハイレベルで整える生活習慣について説明しましょう。

第7章 「あきらめる勇気」を持つための習慣

★（1）朝の過ごし方ひとつで自律神経は整えられる

朝をあわてて過ごすと、一日中副交感神経は上がらない

日々、たくさんのストレスのなかで生きている私たちは、交感神経が優位になっています。交感神経を過剰に優位にしないためには、ふだん下がり気味の副交感神経を上げてやるしかありません。

これまでお話ししてきたように、副交感神経は夜、眠っているときに高くなりますが、朝、目覚めると交感神経が高まって副交感神経は下がってきます。

私たちの体は、朝、副交感神経優位から交感神経優位に切り替わり、日中はほぼその状態が続きます。そして夜になると、また少しずつ副交感神経優位になってきます。多少の日内変化はあるものの、大まかに言えばこの流れが基本です。

よく、「朝をどう過ごすかで、一日が決まる」と言われますが、これは医学的にも正し

いことです。

つまり、朝、時間に追われてバタバタとあわただしく動き回ってしまい、副交感神経を一気に低下させてしまったら、日中は交感神経が優位になるために、その日のうちに副交感神経を回復させるチャンスはなかなか訪れません。

それだけ興奮・緊張状態が続き、血流の悪い一日を過ごすことになってしまうのです。当然、集中力も散漫になり、イライラして判断力も鈍ります。

そんな一日にしないために、「朝の過ごし方」が大事なのです。

そのためには、早めにベッドから起きて、余裕を持って朝の時間を過ごすことです。そして、洗顔や歯磨き、あるいはシャワー、朝食、テレビや新聞でニュースを知るなどの朝のルーティンを、ゆったりとした気持ちで行っていくことです。

早起きは三文の徳とよく言われますが、早めに起きて朝の時間を余裕たっぷりに過ごすことで、一気に交感神経優位へと持っていかずに、徐々に副交感神経優位から交感神経優位へと切り替えることができ、自律神経が適切なバランスでその日を過ごすことができるようになるのです。

そのためには、夜ふかしすることをあきらめて、早めにベッドに入ることです。

朝の体のコンディションをチェックする

交感神経を過剰に優位にせずに、下がり気味の副交感神経を上げてやるためには、ふだんから自分の健康状態を意識してチェックしておく必要があります。

どんなチェックが必要かというと、「今、自分の体がどういう状態なのか」「どこかにサインは出ていないか」についてです。すべての健康法はここからはじまります。チェックは細かくやればキリがありません。そこで、つぎにあげる項目をチェックしてください。

まず、朝目覚めたときのコンディションです。

□朝、目が覚めたとき、疲れて起き上がるのがつらいと感じる。
□胸焼けがする。
□お腹のあたりに不快感がある。
□めまいがする。

自分で、自覚するものがあればチェックを入れます。

毎朝、これらをチェックするのには、まず「自分の状態を知る」のと、「病気のサインをキャッチする」ことの２つの目的があります。

毎朝チェックしていれば「疲れ、むかつき、めまい」などの症状にも日々変化があることに気づきます。疲れにしても、ひどいときと軽いときがあり、そのレベルを自分で知っておくことが大切です。

もちろん、今朝、これらの項目にチェックが入ったとしても心配する必要はありません。１日、２日チェックが入ったとしても、３日目に状態が改善されているならとくに問題はないからです。

しかし、これらのチェックが5日以上続いたら、何かの病気のサインかもしれません。それが2週間近く続いたら病院に行くことです。このように自分のなかでルールを決めておくことがとても大切です。

断言しておきますが、そこで病院へ行っても95％の確率でなにも病気は見つかりません。朝の健康チェックで数日間問題が続いた程度では、それほど深刻な病気など見つかるものではないのです。

でも、病院に行かずにいたらどうでしょう。

「ひょっとすると病気なのかもしれない」
「万が一、重い病気だったらどうしよう」
などと不安になってきます。これまで何度となく指摘してきましたが、不安があると、当然、自律神経のバランスは乱れます。その状態が何日も続けば、どんどん病気に近づいていってしまうのです。

ですから、病院に行って、医師から「何でもありませんよ」という言葉を聞くことが大切なのです。医師から「何でもありません」と言われれば、不安は消えて、副交感神経が上がってきます。

つまり、5日間チェックが入り、その状態が2週間近く続いたら病院に行くというのは、医師から「安心」をもらうためなのです。

不運にもどこか悪いところが見つかったとしても、病気が早期に発見できたと考えれば、心配には及びません。

最近の医学なら、早期発見さえできればほとんどの病気は治すことができるのです。

朝のトイレでのチェック

朝一番に、尿と便の確認をしてください。

尿のチェックポイントは色です。

□ふだんの尿の色にくらべて、極端に濃くなっていないか。
□尿に血が混じっていないか。
□細切れに尿が止まったりしていないか。

尿の色は日によって微妙に違いますが、極端に濃い尿が5日続いたら病気のサインかもしれません。また、尿に血が混じっていたり、尿が一度に出ないようなら、何かしらの疾患があるのかもしれません。

便のチェック。

□どす黒い便になっていないか。
□きちんと形にならず、下痢に近い状態ではないか。

これも1日問題があったからといって気にする必要はありませんが、5日続いたら病院で検査をしてもらいましょう。

便秘と下痢を繰り返している人も病院で検査をしてもらったほうが安心です。便秘にはさまざまな原因がありますが、便秘と下痢を繰り返している場合、大腸にがんが見つかる可能性もあるので、念のために検査しておくことです。

朝、食欲があるかどうか

良質な血液を細胞の一つひとつに届かせるためにも、自律神経のバランスを整える意味でも、「適量をリズム良く食べる」ことが基本です。

朝、昼、晩と3食食べるのは栄養を吸収するという目的もありますが、それよりむしろ、「リズム良く胃腸に刺激を与えるため」と考えたほうがいいでしょう。

腸のスイッチを入れるためにも、バナナ1本だけでもいいので、必ず何か食べておくことが大切です。

もしも、朝起きて、まったく食べる気がしない、食欲がないというときはチェックしておきます。そんな朝が5日以上続いている場合はやはり問題ありです。この場合も病院で検査をしてもらいましょう。

朝は、かならず体重計に乗る

最後のチェックは体重です。

加齢とともに基礎代謝が減り、太りやすくなることはよく知られていますが、太らないためには、朝に体重計に乗って、自分の目でしっかりと体重を見ることが大切です。

ダイエットをしている人はもちろん、その必要のない人も健康チェックとして体重を把握しておいてください。

もともとの肥満度合いにもよりますが、腸内環境をきちんと気づかうダイエットをすれば5キロくらいはすんなりと落とすことができます。しかし、それ以上に体重が落ちるのは、体の構造からいっても問題があります。

体重は増えないことも、減らないことも大事です。とくに思い当たることもないのに、体重がコンスタントに減っていくのは問題です。そんな兆候が見つかったら、やはり一度、医者に相談すべきでしょう。

ジョギングよりウォーキングのほうが健康効果は高い

健康を維持するために「適度な運動」が必要なことは誰もが知っています。

そのために毎朝ジョギングをしている人が増えていますが、もし「健康維持」を望むのであれば、私はジョギングではなく「ウォーキング」をおすすめします。

運動能力を高めたり、筋力をアップさせたりといったトレーニング効果を求めるのであれば、ジョギングはいちばん身近な方法だと思います。

しかし、ジョギングのほうがウォーキングよりも健康効果が高いかというと、それは別問題です。実際には、ウォーキングのほうがジョギングよりはるかに健康効果は高いのです。

ジョギングは運動量が大きいため、どうしても呼吸が速く、浅くなり、副交感神経のレベルを下げてしまいます。

とくに中高年は、そもそも副交感神経のレベルが低下しているので、それをさらに下げるような運動は、かえって体を老化へと追いやる可能性があるのです。

私たちの呼吸は、速く走れば走るほど浅くなります。ジョギングよりはランニング、ランニングよりは100メートル走のほうが呼吸は浅くなります。実際、100メートル走も一流選手になるとほとんど無呼吸に近い状態で走っています。

こうした呼吸が血流と血液の質を悪くしてしまうことはすでにおわかりのはずです。健康ということを考えるのであれば、呼吸が浅くなってしまうような運動はおすすめできません。

健康効果を望むのであれば、ウォーキング程度の軽い運動で十分です。もっと言えば、きちんと横隔膜を上下させて行う「深い呼吸」をしながらできる程度の運動です。

深い呼吸ができれば副交感神経は低下しません。すると、末梢《まっしょう》まで十分な酸素と栄養を供給しながら運動することができるのです。

歩くというのは、自律神経を整えるうえでとても効果的です。歩いているときの「タッ、タッ、タッ」というリズムが自律神経を整えてくれます。

あまりハードに歩くと交感神経が上がってきますが、ゆっくりリズムよく歩いていると副交感神経が上がってきます。

★（2）片づける習慣を持つと自律神経は安定する

1カ所片づけるだけで「あきらめる」力がついてくる

気分がムシャクシャしたときに部屋を整理整頓《せいとん》すると、気持ちがすっきりして落ち着くという経験をしたことがあるはずです。

机のまわりを片づけるだけでも気持ちは落ち着きます。事実、片づけには副交感神経を高め、気持ちを落ち着かせる効果があります。

とくに、自律神経を整えることを目的とするなら、仕事を終えて帰る前に「1カ所」だけ片づけるという習慣がおすすめです。

一日働いていれば、当然、私たちの交感神経は高まっています。そして、夕方から夜にかけて副交感神経優位の時間へと切り替わっていくのですが、年齢を重ねるとともに副交感神経のレベルがガクッと下がってしまうため、副交感神経が上がりにくくなってしまいます。

すると、体がリセットされないまま夜を迎えてしまうので、疲れが抜けないまま翌日を迎えるという悪循環がはじまってしまうのです。

そこで、仕事を終えて帰る前に、今日は引き出しの一番上、明日は二番目、明後日は机の上の小物とか、本当に１カ所だけを片づけます。時間にしてせいぜい15分もあれば十分です。

こういうとき、どうせやるなら一気に片づけてしまおうなどと思うと、「あれもやらなきゃ」「あそこも汚い」「そういえば、ファイルの整理もしていない」とか、やらなければならないことがつぎつぎと浮かび上がってしまいます。

その瞬間、交感神経が高まり、自律神経は乱れはじめます。これでは本末転倒。自律神経を整えるためには、毎日ちょっとだけ片づけることを習慣づけるほうが効果的なのです。

１カ所だけ片づけるということは、自律神経を整えるスイッチなのです。

ストレスや悩みを片づける「あきらめリスト」

第1章で、ストレスを10個書き出して目に見える形にすると、頭のなかが整理整頓されてきて、たくさんのことがどうでもいいことに思えてくるという話をしました。

こんなふうに、頭のなかの片づけをする習慣をつけると、つまらないこと、些細《ささい》なこと、考えても無駄なことがはっきりとわかってきて、その場であきらめることができます。

すると、ちっぽけなことに右往左往することがなくなり、真の「あきらめない勇気」が持てるようになるのです。

人は自分がいまどのような状態にあるのか認識できると、その瞬間に交感神経が下がるのです。

たとえば、友だちと時間を忘れて飲んで騒いで盛り上がっているようなとき、誰かが「もうすぐ終電の時間だよ」と言った瞬間に、一気に現実に引き戻されてテンションが下がるということがあります。

これは、自分が置かれている状況を認識したことによって、興奮していた交感神経が低下した結果なのです。

これと同じで、頭のなかの整理整頓ができていないと、自律神経のバランスが悪いため、頭の中がボーッとして、どうして自分はこんなに落ちこんでいるんだろう、なんで元気が出ないんだろうと、ますます気分が滅入っていってしまいます。

いいことも悪いことも、書き出して形にしてしまえば、それだけでも少しは安心できます。少なくとも自分が置かれている状況が見えてくるからです。自律神経を乱さないためにも、あきらめる勇気を手に入れるためにも、まずはこの「ささやかな安心」を自分のものにすることが肝心なのです。

のちほど詳しく説明しますが、「自分がいまこだわっていること」「心にひっかかっていることと」を書き出すことが「あきらめリスト」のベースとなります。

こうしたことこそ、あなたがいまあきらめていないことなのです。

丁寧に文字を書くと確実に自律神経が安定してくる

「自分がいまこだわっていること」「心にひっかかっていること」を書き出す際には、キーボードを叩《たた》いてパソコンを使うより、実際にペンを手にしてゆっくりと丁寧に紙に書き出したほうが効果的です。

文字を書くときに、ゆっくりと丁寧に書くことを意識すると、確実に自律神経は安定します。

私がイギリス留学時代に出会ったドクターたちは、診察後にカルテに何かを記入するとき、いつも、本当にゆっくり、しかも誰が読んでも一目でわかるように丁寧な文字で、簡潔に整理しつつ書いていました。

彼らのカルテの書き方は「セブンラインズ」といって、ひとりの患者さんについて、かならず7つ、重要なことを書き込みます。そして、そこに番号をふっていくのです。

こうすることで、その内容が、頭のなかで整理され、意識のなかにもしっかり残ります。番号は重要度順にふる必要はありません。番号をふる、その行為によって、頭のなかがクリアに整理されることがポイントなのです。

あきらめると新しい対応策が見えてくる不思議

第1章でも説明しましたが、私たちはふだん、きちんと意識していないと、その場に何があるのかさえ見えていません。自律神経のバランスの乱れによって頭の血流が悪くなり、ボーッとしている状態になっているからです。

何かで悩んでいても、頭がスッキリしているときに考えれば、その悩みを解消するための対応策をいくつか考えることができるのですが、脳の血流が悪くなっているために、その対応策が思いつかなくなっているのです。

そんなときは、考えることをいったんあきらめて、深く息を吸い込み、天井を見上げてみてください。そして、そこからその場を俯瞰《ふかん》するイメージを持ちます。すると、それまでまったく見えていなかった選択肢や対応策がつぎつぎに見えてくるはずです。

つまり、自律神経のバランスを整えてやると、その場の状況が冷静に把握でき、いくつもの選択肢や対応策が見えてくるというわけです。

「あきらめリスト」をつくる

さて、実際に「あきらめリスト」を紙に書き出していきましょう。

たとえば今、あなたが期日が迫っている仕事を抱えているのに、なかなか集中できないでいるとしましょう。

自分の気持ちを整理整頓しておかないと、なかなか仕事に集中できず、それがストレスとなってますます焦ってしまいます。

そこで、いったん仕事の手を止め、深呼吸をして副交感神経を高めて脳に血液を送り込みます。そして、紙とペンを用意して、自分が今、「こだわっていること」「心にひっかかっていること」を、思いつくまま書き出していってください。

たとえば、こんなふうにリストに書き出していきます。

「頭がボーッとしていて、同じことを何回も失敗してしまう」
「まわりがうるさくて仕事に集中できない」
「期日が迫っているのに、まだ半分もできていない」
「期日に間に合わなかったら信用を失くしてしまう」
「誰かのことが気になって仕事に集中できない」

などなど、いくつも浮かんでくるはずです。

つぎに、それぞれの項目を４段階のレベルに分けていきます。そして、それを解消するための具体的な対応策を書き出していきます。

たとえば、「頭がボーッとしていて、同じことを何回も失敗してしまう」のは睡眠不足が原因だとすぐにわかります。ならば、根を詰めて夜遅くまで仕事をすることをあきらめて、適度な睡眠をとるというのが対応策になります。

こうやって原因を明らめていくと、実は、「誰かのことが気になって仕事に集中できない」ことが、いちばん大きなストレスとなっていることがわかってくるはずです。

たとえば、恋人のことや、会社の人間関係など、いま目の前に抱えている仕事とは関係がないストレスが、実はいちばんのストレスだということに気がつけば、そこは今抱えている仕事が終わったときに考えればいい、と「あきらめる」ことができます。

でも、「あきらめリスト」を紙に書き出していかないと、自分が何にこだわり、ひっかかっているかがぼんやりとしていてつかめません。そのため、自律神経のバランスが乱れたままで仕事に向かい、ますます焦っていってしまうのです。

不測の事態も「あきらめリスト」で解決できる

たとえばある日の朝、「とりかかっている商談が失敗しそうだ」という連絡が突然入ってきて、その後のなりゆきは夕方になってみなければわからないとします。

もしこのとき何もしないと、その日は朝から夕方までずっとその問題のことが気になって、仕事が手につかなくなってしまいます。

そして、「まずい、どうなるんだろう」と暗い気持ちを抱えたまま、その日一日をすごすことになってしまいます。

夕方になって、たいした問題ではなかったことがわかったりすると、「心配ばかりして、一日を無駄にしてしまった」と逆に気分が落ちこんだりしがちです。

こうした事態を避けるために私自身が実践しているのが「あきらめリスト」を書き出すことです。

朝に、何か問題が発生したという連絡を受けたら、そのあとすぐに5分間、机の前にすわって、その後に起こりそうなことと、その対応策をすべて紙に書き出すのです。

そのリストを見つめます。すると、「今の段階では、ここから先はもう考えても仕方がないな」ということが見えてきます。こうして「あきらめる」ことができるのです。こうすれば、その時点で自律神経は整い、頭も切り替わって、夕方までの時間を仕事に集中してすごすことができます。

朝の時点で最悪の結果に対する対応策も考えていますから、それよりもましな結果であれば、「なんだこの程度か」で済みますし、逆に、最悪の結果であっても、それもすでに想定していたので焦ってバタバタすることはありません。

つまり、何か問題が起こったときに、いったん座って「対応策をゆっくり紙に書き出す」という習慣をつけると、アクシデントにも強くなり、自律神経のバランスを乱すことも少なくなるということなのです。

人生というのはアクシデントの連続です。でも、この習慣を身につければ、あわてなくなってきます。そのぶん、人生がずっと楽になるのです。

自律神経のバランスを整える日記の書き方

私は、日記をつける習慣のおかげで、そのときどきの状況を冷静に把握することにも、目標設定にも役立ってきました。

私が日記につけることはたった3つです。

①その日いちばん失敗したこと
②その日いちばん感動したこと
③明日の目標

この3つをメモのように書き留めるだけです。

まず最初に書くのは「失敗したこと」です。なぜなら、自分のしたことのなかで、いちばん冷静に判断しなければならないのが失敗だからです。冷静に自分の失敗を反省したら、つぎは、失敗したことはきれいさっぱり「あきらめ」て、その日いちばん感動したことを書きます。

実はこの書き方は、私がアイルランドで医師として働いていたときに、同僚の医師から日記を書くことを勧められて教えてもらったものです。

彼はこう言いました。

「最初に失敗を書くのは、医師として謙虚さを忘れないためで、最後にいいことを書くのは、それがどんな失敗であっても、また明日からがんばるぞ、という気持ちを失わないため」

日本人の医師は、勉強ノートのようなかたちで失敗や反省点を書きつづる人が多いのですが、ヨーロッパの医師の多くは、うまくいったことや感動したことも一緒にノートに書いているのだそうです。彼は、モチベーションを維持するためには、絶対に感動したことも書いたほうがいいと言っていました。

そのときは半信半疑でしたが、実際にやってみると彼の言うとおりでした。ためしに、失敗したことをあとで書くと、どうしても暗い気持ちをひきずってしまい、翌日のモチベーションが下がってしまったのです。

失敗したことと感動したことのあとに、明日の目標を書くのは、自律神経の研究をするようになってから私が考えた工夫です。

目標を立てるとゴールが明確になるので、すべきことを意識しやすくなります。そして、やるべきことが明確になると不安が消え、心に余裕が生まれます。

自律神経を安定させるためにいちばん必要なのは心の余裕なのです。

私はこの日記帳を枕元に置き、毎晩、寝る前に書いています。書く場所とタイミングを決めておくと、朝の歯磨きのように生活習慣の一部にすることができるからです。

★（3）ゆっくり動く習慣で副交感神経を上げる

ゆっくり動くだけで気持ちは落ち着く

意識してゆっくり動くと、呼吸が深くなってきて副交感神経が上がり、血流も血液の質も良くなってくることは、すでに説明しました。

毎日の暮らしのなかで、ぜひ、ゆっくり動くことを習慣にしてください。そうすると、ストレスだらけの毎日でも、大きく自律神経のバランスを崩すことはなくなってきます。

外科医の仕事は過酷です。たとえば血管の縫合なら、ルーペを使いながら髪の毛よりも細いミクロン単位の糸で、すばやく縫っていかなければなりません。

しかも、失敗は絶対に許されません。ケアレスミスは許されないのです。

そんな過酷な現場でつねに冷静に最大限の能力を発揮できるのが「神の手を持つ名医」と呼ばれるような人たちです。私の恩師もそのひとりでした。

その恩師が手術中によく言っていたのが、「ゆっくり、早く」という言葉です。正確かつ迅速な処置が求められる外科手術中、私たち若手医師に向かって恩師はよくこうおっしゃっていました。

「そこ、処置しておいて。ゆっくり、早くだぞ」

当時の私にはその意味がよくわかりませんでしたが、自律神経の研究を進めたいまは、その「ゆっくり、早く」こそが、その人の最大限のパフォーマンスを引き出すキーワードだということがはっきりと確信できます。

たとえば、「神の手」を持つといわれる心臓血管外科の名医である順天堂大学医学部の天野篤教授の動きも、まさしく「ゆっくり、早く」です。

一見、ゆったり、ゆっくりしているようにも見えますが、その手の動きは流れるようで、よどみもムダもいっさいありません。

どんな難しい局面においても、つねに一定のリズムで、自然な呼吸をしています。つまり、手術中の天野教授の自律神経は非常に高いレベルで安定していて、細胞のすみずみまで血液が行き渡っています。そのため、自分のイメージしたとおりに指先が動き、なおかつ、手術室にいるまわりのすべての人の動きまで見えているのです。

だから、ゆっくり動いているようで、物事がイメージどおりにスピーディーかつスムーズに進んでいくのです。

反対に、下手な人の手術というのは、一見しただけで、落ち着きがなくバタバタしています。手はいつも動いているのですが、無駄な動きが多く、物事がなかなか進みません。

仕事、家事、育児などなどで最高の結果を最速で得たいとすれば、その秘訣《ひけつ》はつまるところ「ゆっくり、早く」にいきつきます。

★（４）感情をコントロールする習慣

スキップしながら暗いことは考えられない

前に、怒ったときは握った拳《こぶし》を開いてやるだけでスッと怒りが鎮まるという話をしました。実際、体と心は連動していますから、ちょっとした動作をすることで、感情の乱れを抑えることができます。

私たちは、どんなにつらいときでも、スキップすると気持ちが元気になってきます。ためしにやってみるとすぐに実感できますが、スキップしながら暗いことは考えられません。反対に、明るい気持ちになって心がはずんできます。

こんなふうに、ちょっとした動作をすることで、副交感神経を上げて、自律神経のバランスの乱れを修正することができるのです。

笑顔で副交感神経を上げる習慣

よく「笑顔でいると病気が治る」「笑顔を意識することでがんが消えた」といった話を聞きます。

これは自律神経からみても、大いにありうることです。

笑うと、体内に影響をおよぼし、本当に病気をやわらげる効果があるのです。笑顔でいると副交感神経が上がり、リンパ球も活性化し、それだけ免疫力が高まることは実験でも証明されています。

実際にいろいろな表情をしたときの自律神経の状態を計測、比較するという実験をしましたが、その結果わかったのは、心からの笑顔はもちろんのこと、たとえ作り笑いでも、口角を上げれば副交感神経は上がるということでした。

これはまだ仮説ですが、おそらくは、口角を上げるという動作が顔筋の緊張をほぐし、心身にリラクゼーション効果をもたらすのだと考えられます。

イライラしたり、落ち込んでいるときは、交感神経が上がり血流が悪くなっています。

こんなとき、無理にでも口角をキュッと上げて笑顔をつくってみてください。

これだけで自律神経は反応し、副交感神経が上がってきます。

「口角を上げる」という行為がスイッチになって、自律神経が整うように体が反応しはじめるのです。

最近、医療現場に「笑い」を取り入れる試みに取り組んでいるところがありますが、自律神経から考えると、あながち効果のないことではないのです。

実際、「笑い」によって、免疫力に対して重要な働きをもつＮＫ細胞が活性化されるということも証明されています。

その反対に、緊張を高め、副交感神経を下げてしまうのが「しかめっ面」です。

口角が下がり、眉間《みけん》にしわを寄せたこの表情は、顔筋の緊張を高めてしまうからなのです。

心の底から楽しいと思えなくても、「しかめっ面」をやめて、口角を上げれば、それだけで緊張が解け、副交感神経が上がります。副交感神経が上がれば、全身がリラックスしてきて、心にも余裕が生まれます。

ですから、笑うということを日常の暮らしのなかで意識的にしていく習慣をつけておくと、ネガティブな気持ちに引きずられることなく、気持ちを前向きにしていくことができるのです。

人生にはつらいことがたくさんあります。それに、いつどんなことが起きても不思議ではありません。

だからこそ、副交感神経を上げて自律神経のバランスをふだんから整え、きれいさっぱり「あきらめる勇気」を持てるようにしておくことがとても重要なのです。

小林弘幸（こばやし・ひろゆき）
1960年、埼玉県生まれ。順天堂大学医学部教授。日本体育協会公認スポーツドクター。順天堂大学大学院医学研究科（小児外科）博士課程修了。ロンドン大学付属英国王立小児病院外科、トリニティ大学付属小児研究センター、アイルランド国立小児病院外科での勤務を経て、順天堂大学小児外科学講師・助教授を歴任、現在に至る。自律神経研究の第一人者として、プロスポーツ選手、アーティスト、文化人へのコンディショニング、パフォーマンス向上指導にかかわる。

自律神経《じりつしんけい》を整《ととの》える「あきらめる」健康法《けんこうほう》

小林弘幸《こばやしひろゆき》

2013年8月28日　初版発行
2014年1月25日　7版発行

発行者　山下直久
発行所　株式会社KADOKAWA
東京都千代田区富士見2-13-3　〒102-8177
電話　03-3238-8521（営業）
http://www.kadokawa.co.jp/

編　集　角川書店
東京都千代田区富士見1-8-19　〒102-8078
電話　03-3238-8555（編集部）

編集協力　幸運社・寺口雅彦（文筆堂）
装丁者　緒方修一（ラーフイン・ワークショップ）
印刷所　暁印刷
製本所　BBC

角川oneテーマ21　C-252

ISBN978-4-04-110514-6 C0295

角川oneテーマ21

A-85
俳句脳 ——発想、ひらめき、美意識
茂木健一郎
黛まどか

芭蕉も脳トレをしていた? 漱石の俳句観、桑原武夫「第二芸術」への反論など俳人と脳科学者が俳句のひらめきについて激論した異色の超話題作。

A-105
耳で考える ——脳は名曲を欲する
養老孟司
久石　譲

解剖学と映画音楽の第一人者が〝聴覚〟をキーワードに、現代人が失った野生の感覚の偉大な意味と重要性を説き、現代文明の荒廃に警鐘を鳴らす一冊!

C-237
挫折を愛する
松岡修造

成功だけが続く人生なんてありえない。「もう無理だ」は、あなたが劇的に変わる寸前の、最後の苦しみなのかもしれない。折れやすい心を強くするためのヒント。

C-215
科学と人間の不協和音
池内　了

欲望の道具として消費され、ときに人間を傷つけさえする現代科学。科学者自身がその〝危うさ〟を再検証し、原発事故を経た地上資源文明への転換を構想する。

C-131
一流の矜持
山﨑武也

矜持ある人生を謳歌するための誇りと自信のある生き方のすすめ。日本人の伝統にある「しきたり」とは何か? 是非とも知っておきたい人生の作法入門の保存版。

C-114
不運のすすめ
米長邦雄

「幸運」だけでは人生は勝てない! 著者が長年にわたり研究し、磨きあげた「勝負運」論の真髄をここに大公開!「不運」はまさに幸運と表裏一体である。

D-1
美しく怒れ
岡本太郎

怒るべきとき怒らないのは、堕落である——。時代の数歩先を駆け抜けた芸術家による、純粋で痛烈な日本論。青春、仕事、愛、人生を、太郎はいかに見つめたのか!?